40歳から眼がよくなる習慣

老眼、スマホ老眼、視力低下…に1日3分の特効！

日比野佐和子
林田康隆

青春新書
INTELLIGENCE

はじめに――いくつになっても眼はよくなる！

「スマホ画面が見づらくなってきた」

「本や新聞を読むときに、つい遠くに離してしまう」

「少しでもまわりが暗くなると、ものが見えづらい」

最近、こんな症状を感じてはいないでしょうか？

これらは明らかに、眼の老化＝老眼の症状です。

老眼は、一般に40代以降から症状が出始め、いまや日本の老眼人口は約7000万人といわれています。

つまり、日本人の2人に1人は老眼ということです。

あなたは大丈夫でしょうか？

ぜひ、次のページの「老眼度チェック」を試してみてください。

【老眼度チェック】

□夕方になると、ものが見えづらくなる
□小さな文字が読みにくい
□活字を読むのがつらい
□携帯やスマホメールでの打ち間違いが増えた
□本や新聞を見るとき、少し遠ざけるとよく見える
□肩こりや頭痛を以前よりも強く感じるようになった
□長時間、細かい作業をするととても疲れる
□視界がかすみ、ぼやける
□明るさや暗さに対して、目が慣れるまでに時間がかかる
□遠近の急な動きに、ピントがなかなか合わない
□光や明かりがまぶしく感じる
□走っている車や電車の車体に書かれた文字が読み取れない
□歩いているときにものにぶつかったり、段差につまずきやすくなった
□眼鏡（近視用）を外したほうがよく見える

いかがだったでしょうか？

ここに挙げた項目がすべて老眼が原因とは限りませんが（付章で解説するドライアイ、白内障や緑内障、加齢黄斑変性《かれいおうはんへんせい》が原因であることも）、チェックの数が多いほど、目（眼）の老化が進んでいるといえるでしょう。

チェックが多い人は、早急な対策が必要です。なぜなら、老眼は「目だけの老化」ではないからです。

老眼は40代以降に始まる症状だとお話ししましたが、現代では、パソコンやスマホなどで目を長時間使いすぎた結果、若くして老眼様症状を起こしている人も少なくありません。

これは四六時中、スマホなどの画面をじっと見つめていることで、目のピントの調節力が低下するために起こります。

40代以降の一般的な老眼と、目を酷使した結果として老眼のような症状が表れる若い世代では、正確にはその原因が違うものの、結果として同じような症状が出ているということなのです。

その一方で、老眼の症状が出る年齢や進行具合には、個人差があります。

50代、60代であっても、老眼知らずの人たちもたしかに存在しているのです。

そういった人たちに共通していることがあります。

それは、「健康意識が高く、体の中が若いこと」です。

「目の症状と、体の若さに共通点なんてあるの？」

と思われる人もいるかもしれません。でも、考えてみれば当たり前のことですが、目も体の一部に違いありません。

目のアンチエイジング（老化防止）をすることは、全身のアンチエイジングにつながります。

目が若い人は、明らかに体も若々しいのです。

老化のスピードを遅らせる生活習慣を実践し、きちんとケアをしていくことで、加齢によって表れてくる老化現象をある程度抑えることができます。それによって、目の老化のスピードもゆるやかにすることができます。

加えて、目のトレーニング（眼トレ）をしていくことで、落ちた視力を回復し、老眼の症状を改善させることができます。つまり、いくつになっても目はよくなるのです。

この本では、目の老化を予防・改善し、体の中から健康になる眼トレと生活習慣を紹介しました。

眼トレといっても、面倒なものは一つもありません。3分あれば、どこでもできてしまう簡単なものばかり。それで十分に効果が期待できますから、試さない手はないでしょう。

老眼の症状を感じている人だけでなく、目の疲れや視力低下に悩まされている人、スマホやパソコンなどで目を長時間酷使している人たちなどにも、ぜひ読んで実践していただきたいと思っています。

40歳から眼がよくなる習慣――目次

1章　「眼の疲れ・衰え」が脳と体の老化を早める理由

2章　今日からできる、眼から若返る「眼トレ＋α」

3章

スマホ、パソコン、テレビ…から眼と体を守る日常習慣

4章 眼と体の老化によく効く食べ物・食べ方

付章

「たんなる老眼」で済ませられない、知っておきたい眼の疾患

編集協力／樋口由夏
本文イラスト／内山弘隆
ＤＴＰ／エヌケイクルー

序章

試して実感！
この「眼トレ」で眼も脳も体もスッキリする

情報の8割は目から入ってくる

人が受ける刺激の多くは、目からの視覚情報だといわれています。

研究者によって多少の差はあるものの、多くの研究者が、脳に入ってくる情報の8割〜9割が視覚情報だといっているほどです。

つまり、人は「見る」ことで、さまざまな刺激を受けているのです。


たとえば、食事をする場面を想像してみてください。

目をつぶったら、どんなに豪華な食事でも、おいしさを感じにくくなるでしょう。

逆に、彩《いろど》りが鮮やかな食事を見ただけで、食欲がそそられます。

目を閉じた瞬間、私たちは歩くことさえ難しくなります。

親しい人や家族がそこにいることさえ、認識できなくなります。

それだけ目はデリケートな器官であり、「見る」というのは大切な役割を果たしているのです。

なにもテレビやスマホ、パソコンを見ることだけが情報ではありません。

私たちが目を開いている限り、膨大な視覚情報が入ってきます。

それだけ多くの情報が目から飛び込んでくるわけですから、普通に生活しているだけでも目が疲れることは、容易に想像できるでしょう。


さらにいえば、目は人間の体の中でも人一倍の働き者です。たとえば、

「歩き疲れたから座ろう」

と座って足を休ませているときでも、目は開いて、ものを見ています。

電車に座ってひと息ついているときも、多くの人がスマホを見続けています。

一日の仕事が終わって、家でくつろいでいるときでさえ、目はものを見ています。それどころか、ソファに座ってテレビを見て、さらに目を酷使しているかもしれません。

朝起きてから寝るまで、目は働き続けています。

寝ているとき以外は、ずっと酷使されているといってもいいでしょう。体の中で最も疲れているのは目だといっても過言ではありません。

また、私たちが気づいていないだけで、目の疲れからくる体の不調も多くあります。

体の疲れが目に表れる

「疲れてるように見えるけど、どうしたの？」

「昨日は寝不足？」

などと人にいわれて、ショックを受けたことがある人もいるのではないでしょうか。

見た目で疲れていると判断されてしまう理由の多くは、実は目にあります。

わかりやすい例が「クマ」。

メイクをしても隠しきれないクマに悩まされる女性もたくさんいます。

目のまわりの皮膚は、ほかの部分の皮膚の3分の1程度と、とても薄いもの。だから疲れが出やすく、老化も表れやすいのです。

このように目のまわりはデリケートな場所だけに、マッサージをしたり、刺激をしたりするとシワやたるみを引き起こしやすく、摩擦による色素沈着も生じやすくなります。とてもケアしにくい場所なのです。

ちなみに「クマ」にはその色によって「黒クマ」「茶クマ」「青クマ」の三つのタイプがあり、

それぞれできる原因が違います。

・黒クマ

シワやたるみによってできた影こそが、黒クマの正体です。皮膚の老化が進んでいる証拠です。皮膚の弾力をキープするための目元のケアも大切ですが、後ほど紹介する「グー・パートレーニング」で、たるみを予防するのも効果的。

・茶クマ

色素沈着によるもの。目をこするクセがある、メイクでの刺激が強い、または紫外線や乾燥などが原因になります。解消するには、できるだけ目の周辺を刺激しないこと、保湿や美白ケア、紫外線予防を心がけることが大切です。

・青クマ

血液循環が悪くなっていることが原因。血液循環が悪く、血中の酸素が不足すると、血液が黒みがかってしまいます。それが透けて見えたものが青クマです。

パソコンやスマホで目を酷使したり、睡眠不足が続くとできやすくなります。蒸しタオルなどで目の周辺を温めて血行不良を改善すれば、解消しやすいでしょう。

ただ、なかには循環器系の疾患が隠れていることもあるので、改善しない場合は医療機関に相談してみましょう。


さて、あなたの目のクマの表れ方は、どれだったでしょうか？

病気の兆候も目に出てくる

目は、全身の症状が出やすい場所でもあります。

前項で紹介した「クマ」に代表されるように、体の疲れは目にわかりやすく表れます。

青クマの原因は血行不良にあるとお話ししましたが、目は、小さいにもかかわらず、細かい血管が入り組んでいるため、たくさんの血液を必要とします。

だからこそ、疲れがたまり、全身の血行が悪くなると、目に症状が表れるのです。

寝不足で血行が悪くなれば、目のピントも合わせづらくなります。目のピントを合わせているのは自律神経の働きによるものです。

自律神経とは、自分の意思とは無関係に、刺激や情報に反応して、体の機能をコントロールしている神経のこと。

たとえば、呼吸をする、内臓を動かす、血液を流す、栄養を吸収して老廃物を回収するといったことも、すべて自律神経がコントロールしています。

目の中でも、ピント調節のためにせわしく働く「毛様体筋《もうようたいきん》」という筋肉は、手足の筋肉のように、自分の意思で動かせません。

ですから、目の疲れを感じても、休ませてあげることができないのです。

自律神経は緊張したり、活発に動いたりしたときに働く「交感神経」と、リラックスしたときに働く「副交感神経」の二つで成り立っています。

現代人のようにパソコンやスマホで目を酷使し続けていると、目は常に緊張状態。つまり交感神経が優位に働いている時間が長すぎるため、自律神経のバランスは崩れてしまいます。

このような状態が続くと、自律神経にコントロールされた毛様体筋もバランスを崩し、ますます目は疲れてピントが合いにくくなるというわけです。

また自律神経は、睡眠不足やストレスなどでバランスを崩しやすいため、目にも症状が出やすくなります。

それだけではありません。

目から病気の兆候がわかる場合もあります。

代表的なものが「糖尿病」「高血圧」「動脈硬化」などの生活習慣病です。

これらの生活習慣病では、まず全身の血管に変化が表れます。目の奥の網膜《もうまく》の血管も例外ではなく、異常が出てくるのです。

全身の血管の中でも、網膜の血管だけは唯一、外から直接見ることができます。そのため、眼科を受診して眼底検査を行うと、血管の異常を起こす全身疾患が見つかり、内科に紹介されることも少なくありません。

人間ドックや生活習慣病の検診などで、眼底の撮影が行われることがあるのはこのためです。

なかでも糖尿病は、緑内障と並んで、失明の原因の1位と2位を占めています。

糖尿病によって血中の異常な糖化タンパクが増えると、毛細血管の壁が弱くなり、血管障害を起こします。そのまま進行すると目の奥の網膜にある微小血管が詰まり、やがて「糖尿病網膜症」になってしまうのです。「糖尿病網膜症」は糖尿病の三大合併症の一つといわれています。

高血圧も眼底の血管の見た目や出血などでわかります。網膜出血は主に静脈が詰まることで起きることが多く、ひどくなると出血だけでなく、むくみが生じます。「高血圧網膜症」は高血圧の改善とともに多くは解消しますが、症状が進み、血管が閉塞したり破裂したりすると、視力が極端に低下するなど後遺症を残すこともあります。

そして、動脈硬化。

動脈硬化は心臓や脳で起こるというイメージを持っている人が多いかもしれません。

でも、動脈硬化は目でも起こります。

網膜にある静脈の血管が詰まると、目がかすんだり、視野の一部が欠けたり、急激に視力が低下したりといった症状が起きます。

糖尿病、高血圧、動脈硬化は、それぞれが深くかかわり合っていて、切り離して考えることはできません。

予防のためには、食生活を中心とした生活習慣の改善が必須です。

つまり、目の老化防止のためには、全身のケアを心がけることが重要であり、全身の老化防止のためには、目のケアが大事だということ。目と全身の健康は、切っても切れない関係にあるのです。

生活習慣病以外にも、肌の老化などの見た目の変化や、ホルモンバランス、心の若々しさなどのメンタルに至るまで、目は大きく影響しています。詳しくは1章で説明します。

目が衰えると、脳も老化するメカニズム

先ほど、人が受ける刺激の8割は、目からの視覚情報だといいました。

目は脳とのかかわりが深く、脳の1／3～1／2の部位が、視覚情報の処理に使われて

いるといわれています。

目が衰え、ものが見えにくくなれば、視覚情報が減り、脳は刺激を受けづらくなるということ。つまり、目が衰えると、脳も老化してしまうのです。

たとえば、一般に老眼は、読んで字のごとく「目が老いている」、目の老化現象だと認識されています。

ですが、眼科医としての経験上、「目」が老化してくるだけでなく、「脳」も老化してくるために、老眼が進んでいると思われるケースも少なくありません。

そもそも、ものは「目だけ」で見ているのではありません。

正確にいえば、「目の機能だけ」で、ものを「見る」＝「認識する」ことはできないのです。

光が眼球に入ると、その映像は視神経を通って脳の視覚野に送られます。脳がその映像を解釈して初めて、「ものが見える」のです。

どんなに目が映像を捉《とら》えても、脳がそれを処理する能力を持たなければ、ものを認識することができません。

わかりやすく言い換えれば、脳に処理する能力がなければ、ものを「見ている」のに、「見えていない」のと同じことになってしまうのです。

ものは目だけでは見ていない――見える仕組み

ではここで、ものが見える仕組みについてお話ししましょう。

目を正面から見たとき、まぶたがあって、白目と黒目があります。これはあくまでも、目を表面から捉えた場合です。

目を立体的な構造としてみると、次のようになります。

目の表面には角膜と呼ばれる透明なお椀《わん》状のレンズがあり、その奥に、カメラでいうところのオートフォーカスレンズの役割に当たる水晶体があります。さらにその奥には、画像を映すスクリーンの役割をする網膜《もうまく》があります。

この網膜に映し出された画像ですが、実は網膜上では逆さまに映っていることをご存じでしょうか。

角膜から入った光は、いわゆる「黒目」にあたる、瞳孔《どうこう》を開いたり閉じたりする虹彩《こうさい》の間を抜け、網膜上に上下左右が反転した像を結ぶのです。

網膜に届いた光は、視細胞がその情報を受けて、視神経線維の張り巡らされた網膜上で

（図表0－1）眼の構造

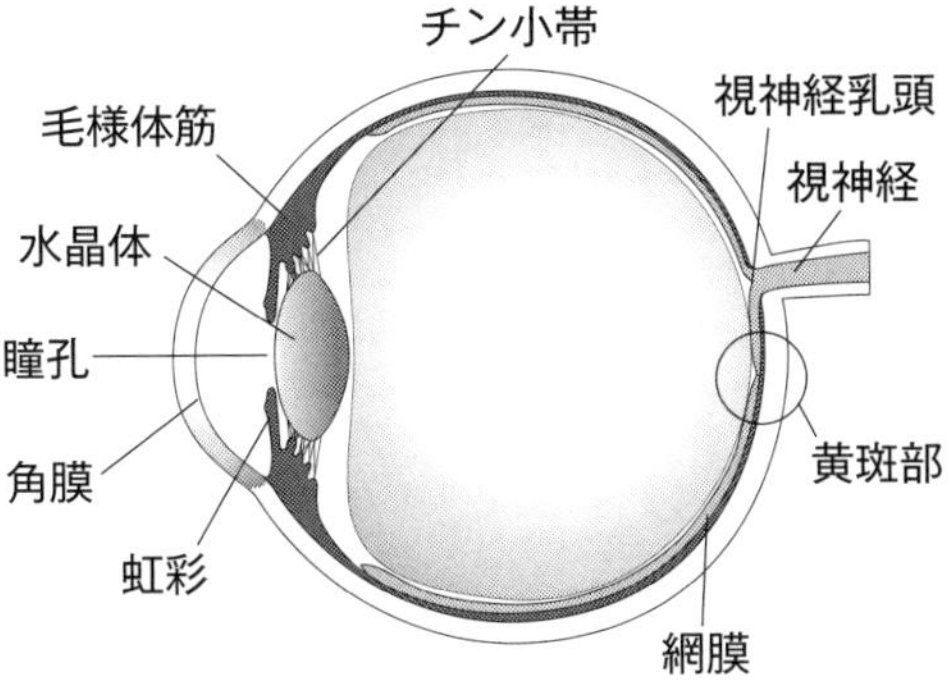

電気信号に変換され、神経を通して脳に伝わります。

脳ではそれらの情報を処理して、ものを認識するというわけです。

「網膜上では逆さまに映っているのに、なんで逆さまに見えないの？」

と思われるかもしれません。

結論からいえば、私たちの目は、網膜上で逆さまの像が映っていても、逆さまに見えないようになっています。

その理由は、脳がその位置情報を正しく処理してくれているから。

脳で処理される過程で、位置情報や色、光の濃淡などが、それぞれ脳の所定の部位で処理されて、外からの視覚情報を得ているわけです。

つまり、目だけでは処理しきれない情報を、脳が補完してくれているわけです。

見えるはずのものが〝見えなくなる〟

脳はまた、見えていない部分を推測して補ったり、見えなくても問題がないような情報はあえて見えないようにしてくれたりします。

たとえば、ずっと同じ位置に提示された情報は、それに対する網膜の感度がゼロになり、信号自体が消えてしまう、という現象が起こります。

わかりやすいところでは、網膜血管がその一例です。網膜上にある血管は本来、視覚の邪魔になるはずですが、ずっと同じ位置に存在しているため、私たちはそれを認識しないですんでいます。

映画館で、上映が始まる前は、前の席の人の頭が気になっていたのが、いざ映画が始まるとまったく気にならなくなったりします。これも一つには脳での情報処理を介しているからといえます。

ここで、その現象を体験してみましょう。

32ページの図の真ん中の＋印をじっと見つめてください。じっと見つめていると、まわりを囲んでいる星は薄くなっていくことでしょう。

さらに、そのまま頑張って中心を見つめていると、完全に消えるはずです。

これは、一点を凝視する状態を作ることで、ずっと同じ位置にある淡い情報を認識しなくなるためです。

視線をまったく動かなくすることは自分の力では無理ですが、実験的に完全に眼球の動きを止めてしまえば、はっきりした情報も消えてしまうといいます。

このように、「ものを見る」うえでは脳が大きな役割を果たしています。

何しろ、脳の1／3～1／2にも及ぶ部位が、視覚情報の処理に費やされているといわれているくらいなのですから、脳は働き続けているのです。

言い換えれば、脳の半分は、「ものを見るために使われている」といっても、大げさではないくらいです。

(図表0－2)見えなくてもいいものは、見えなくなる!?

ここまで読めば、もうおわかりでしょう。目の衰えは脳の衰えにつながります。

逆に、脳が衰えれば、ものが認識できなくなり、目の衰えにもつながってしまうのです。

目では見えないものが「脳」では見える不思議

脳はまた、「見えないはずのもの」を見えるようにもしてくれています。

35ページの上の図を見てください。まず右目を閉じて、左目で「○」のところが正面に来るようにして、左目で見つめてください。そのまま、本と目の距離を動かしていくと、あるところでちょうど「×」が見えなくなるはずです。

この、目では見ることができないポイントのことを「マリオット盲点」といいます。

なぜ、このような現象が起こるのでしょうか。

先に、目から入った光は、網膜に反転して映し出されると説明しましたが、その映し出された情報を脳へ送るためには、眼球というカメラと脳という再生デッキを有線でつなぐ必要があります。

眼球の後ろの壁を丸くくり抜く感じで、柔らかい視神経が束になって入ってきているのですが、その部分（視神経乳頭）はコードが束ねられている部位であり、光を感じるセンサーである視細胞がありません（P29参照）。そのため網膜上に投影された映像でも、この視神経乳頭部にかかった部分は認識できないのです。つまり、目の構造上、必ず見えない暗点があるということ。これがマリオットの盲点です。

次に下の図を見てください。

こちらの図には、背景に縞《しま》模様があります。同じように右目を閉じて、左目で「○」を見つめ、「×」が見えなくなるように顔の位置を合わせます。

ここで不思議なことに気がつくはずです。同じように「×」が見えなくなる位置があるのに、そんなときでも背景の縞模様は見えたままではないでしょうか。

これこそが、脳による補完です。

マリオット盲点はその周囲の背景によって補正されるのです。目ですべてを見ているわけではなく、脳の力を借りて、「見えている気になっている」だけなのです。

このように、私たちは日常生活の中でも、脳による補完によって、「見る」という作業をスムーズに行えるようになっています。

(図表0－3) マリオット盲点

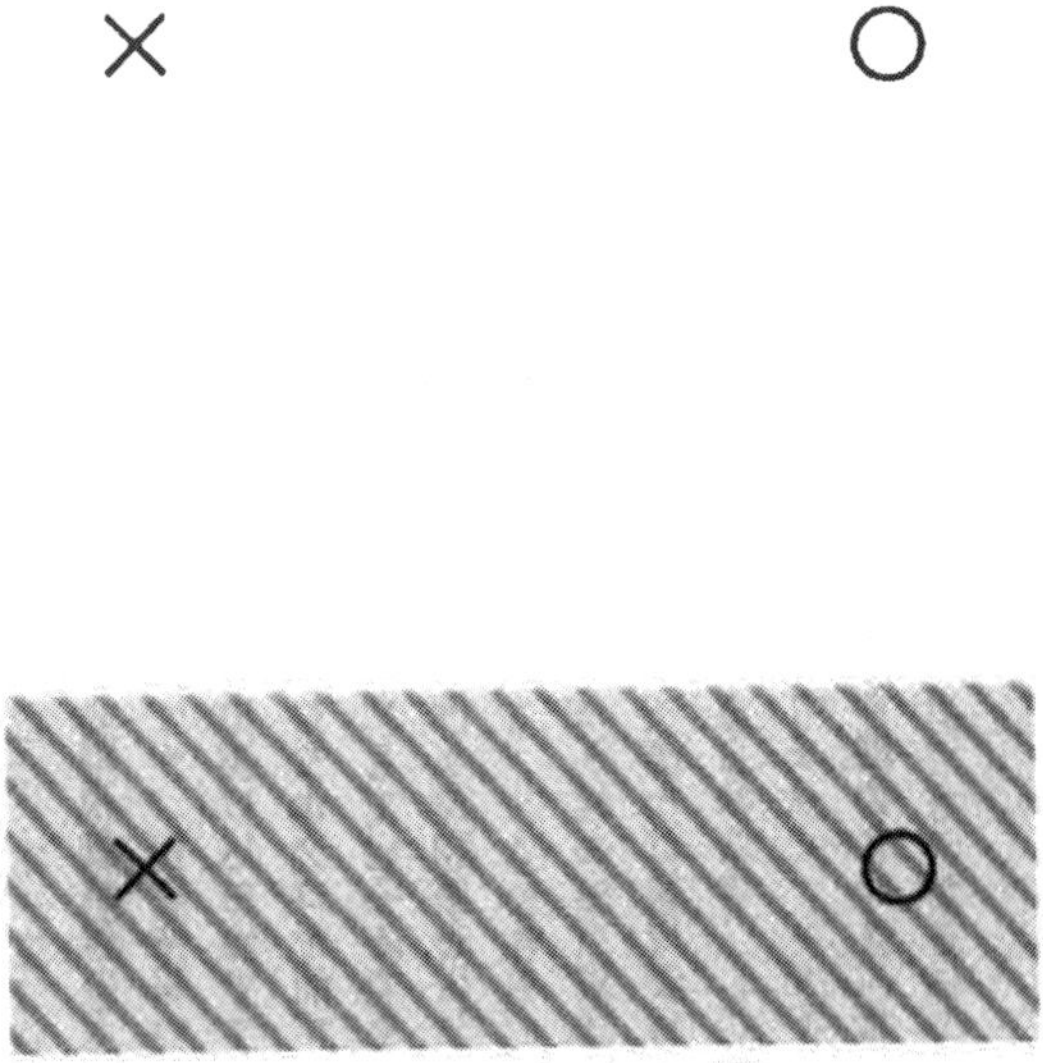

しかし、その半面、病気を気づきにくくすることがあります。

たとえば、初期の緑内障で視野が欠けていても、脳が補完してしまうために気がつかないことがその一例です。

実は目は、思ったよりあいまいで、いい加減なもの。目だけに頼ってものを認識するのは難しいということなのです。

目の老化を手軽にチェックできる「近見視力表」

この本を手に取っている方の多くが、老眼や疲れ目に悩んでおられることでしょう。

「スマホの小さな文字が見づらくなった」

「夕方になるとものが見えづらくなる」

「近視のために眼鏡（コンタクトレンズ）をしているが、細かい文字は裸眼のほうがよく見える」

など、冒頭でも紹介したような、老眼と思われる症状が出てきた方も多いはずです。

ただ、ここで眼科医としては、

「それ、本当の老眼ですか？」

と聞きたいのです。

というのも、前項でお話しした通り、見えないものを脳が補完してしまうために、目の病気（緑内障、加齢黄斑変性など。詳しくは付章を参照）が隠れていることに気づきにくいことがあるからです。

その症状が本当に老眼なのかどうか、チェックする方法を紹介しましょう。

それが、手軽に老眼をチェックできる「近見《きんけん》視力表」です。

この視力表は眼科でも使われているものをこの本用にアレンジしたものです。近距離で視力を測定することで、老眼の進み具合がわかります。

老眼になると、近距離にピントを合わせる機能が衰えてくるため、それを測定します。

【近見視力表の使い方】

※近視の人は、眼鏡をかけたまま行いましょう。

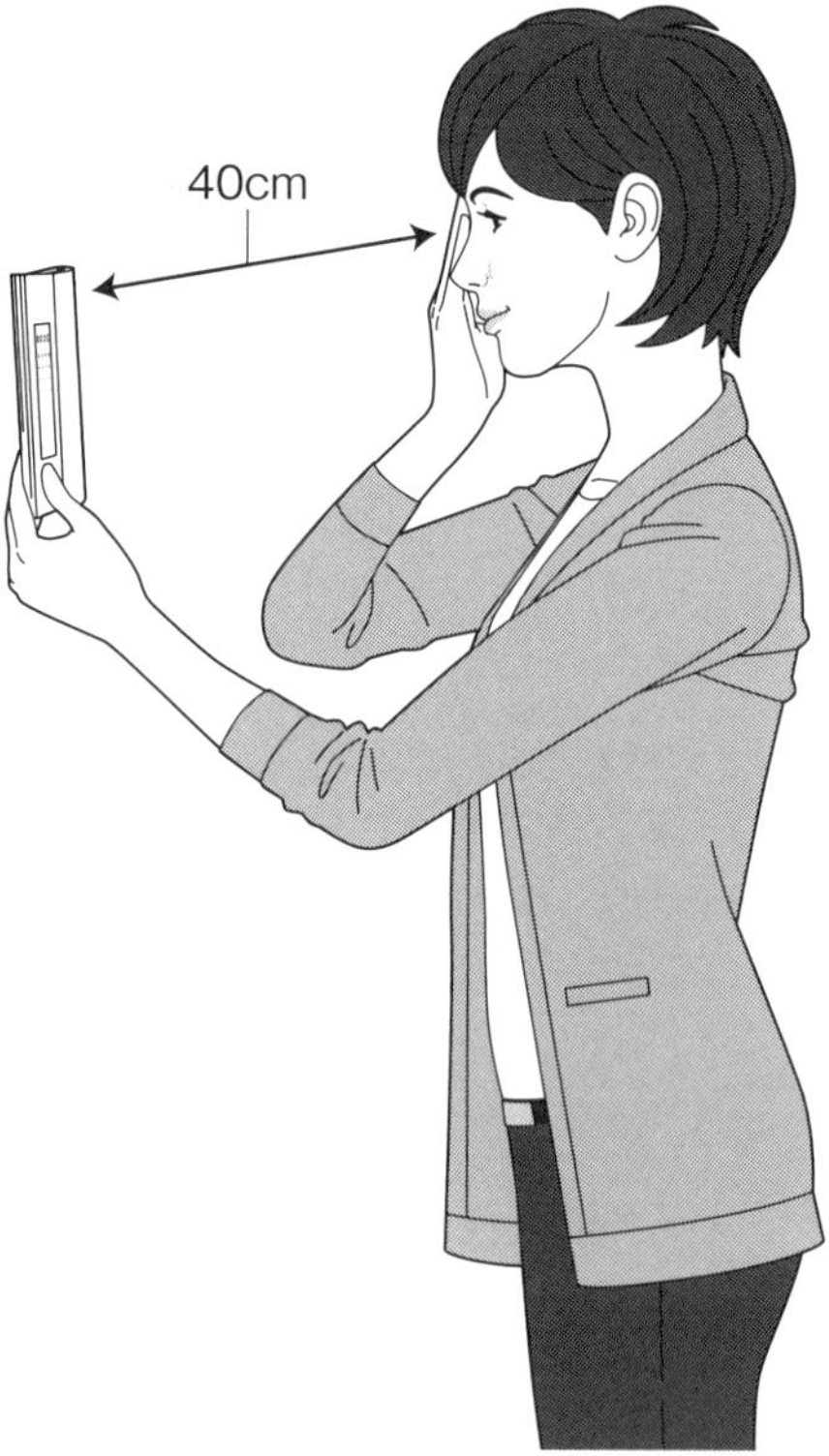

①目から40㎝離して手に持つ。

②右目を右手で隠し、左目だけで「C」の切れ目がどこまで見えるかを確認する。

③左目も左手で隠して、同様に行う。

※この本のカバーや掛け帯を広げた横の長さが約37.5㎝ですので、目安にするといいでしょう。

(図表0－4) 近見視力表

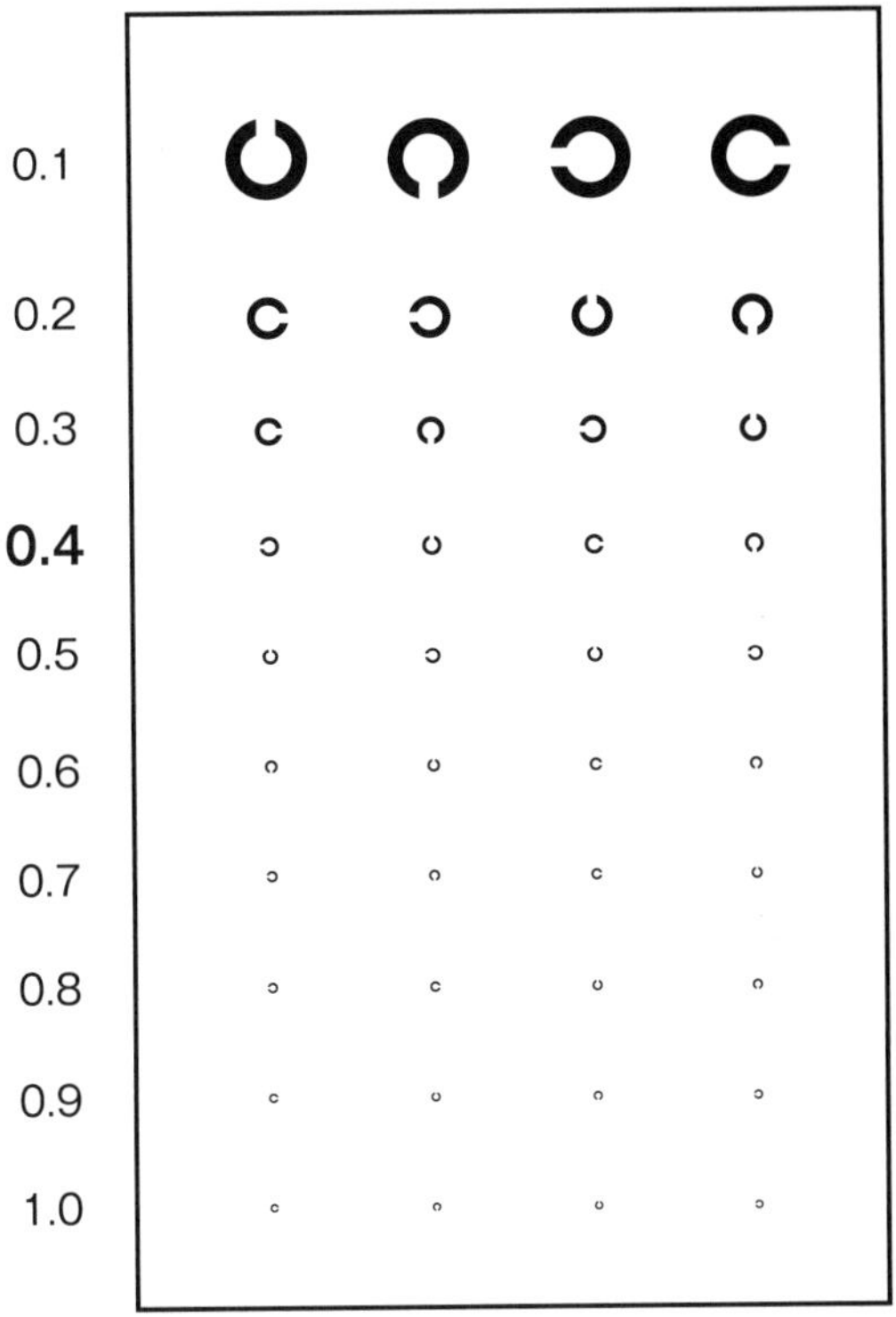
0.1
0.2
0.3
0.4
0.5
0.6
0.7
0.8
0.9
1.0

左側の0・1、0・2……などの数値は、老眼度を示しています。数字が大きくなるほど、近くがよく見えるということです。

老眼になっているかどうかの目安は、0・4の横に並んだ「C」のような文字(正式には「ランドルト環」)の切れ目が見えにくいかどうか。0・4から下の「C」の切れ目が見えていれば、まだ老眼は始まっていないと考えてもいいでしょう。

論より証拠! この「眼トレ」で効果を実感してみよう

「思ったより老眼が進んでいるようだ」

「疲れ目がひどいが、仕事でパソコン作業はやめられない」

「老眼チェック」で、目の老化や疲れを実感して、このように落ち込んでしまった人もいるでしょう。

たしかに、今のままでは年齢とともに老眼は進んでいってしまいます。

パソコンやスマホで目に負担がかかれば、眼精疲労も改善しないままでしょう。

老眼を感じ始めるのは45歳くらいからですが、その後、70歳くらいまでは老眼が進みます。

そしてそれ以降は多くの人は白内障が進行し、70代では9割、80代ではほぼ全員が白内障になるといわれています。

こんな話をすると、目の機能は衰え、目の老化は進む一方——という気がしてきますが、ちょっと待ってください。落ち込むのはまだ早いのです。

目の老化を食い止め、回復させることさえできる方法があります。

それが私が提案している〝眼トレ〟です。

毎日〝眼トレ〟をすれば、目がスッキリするだけでなく、頭がクリアになったり、体がリフレッシュしてきます。

その感覚をぜひ実感してみてください。詳しくは2章で紹介しますが、ここではまず、すぐに試しやすい〝眼トレ〟を三つ紹介します。

◎近く遠く、交互にピントを合わせる「遠近トレーニング」

老眼になるかどうかの鍵を握っているのは水晶体。その水晶体の厚みを調節してピントを合わせるのに必要な筋肉が、毛様体筋です。

近くのものを見るときは、毛様体筋が収縮して水晶体を厚くし、遠くを見るときは毛様体筋がゆるんで水晶体を薄くしています。

「遠近トレーニング」は、ひと言でいえば、この毛様体筋のストレッチ体操です。遠くと近くを交互に見ることで、毛様体筋を動かし、凝り固まった毛様体筋をほぐすことができます。屈伸運動みたいなものですね。

眼鏡やコンタクトレンズをつけたまま、どこでも手軽にできます。目の疲れがやわらぐだけでなく、目がスッキリします。目が疲れたと思うときに、1日に何度でも行いましょう。

【遠近トレーニングのやり方】

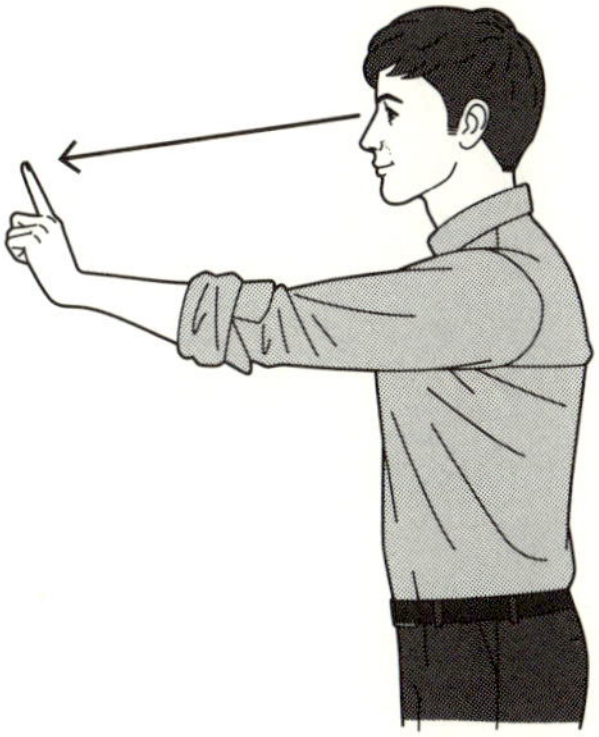

①腕を伸ばして人差し指を立て、その指先を1秒凝視します。

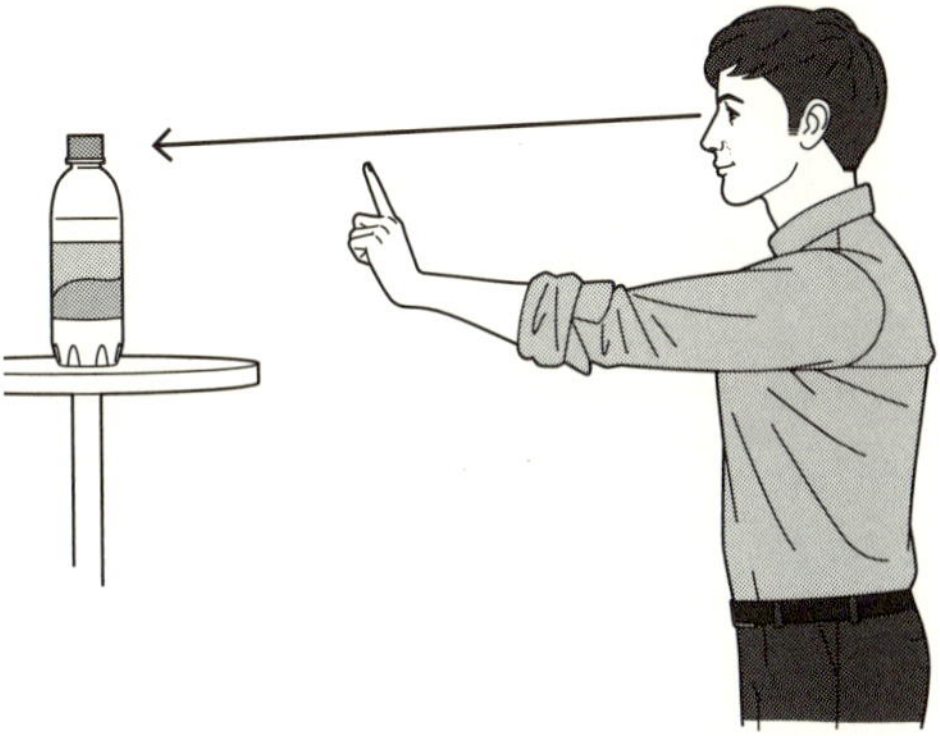

②視線を遠く（目安としては2〜3メートル先、コップやペットボトルなどの対象物を置いておくとやりやすい）を見て、そこを1秒凝視します。指と対象物は一直線になるように置くのがポイント。

また、手前の指の位置を近づけると毛様体筋により負荷がかかり、トレーニング効果が高まります。

③①と②を30回程度繰り返します。

◎眼球をグルグル回旋させる「8点グルグルトレーニング」

眼球の内側にある毛様体筋などの内眼筋《ないがんきん》と、眼球の外側にある外眼筋《がいがんきん》をほぐす効果があり、ピント調整がしやすくなるトレーニングです。

パソコン作業を長時間した後や、スマホを見た後などに行うといいでしょう。

眼球を動かすときは、顔を正面に向けたままで行うのがポイント。頭や顔が動いてしまうと、眼球を動かす効果が半減してしまいます。

ただ漫然とグルグル回すのではなく、1点1点をしっかり凝視することが大切です。凝視することで毛様体筋などの筋肉がほぐれ、血行がよくなります。

肩こりのときに腕を回して筋肉をほぐし、血行がよくなるのと同じ原理です。

血行がよくなれば、酸素と栄養が目の組織に運ばれ、不要になった二酸化炭素や老廃物を受け取り、細胞が活性化されます。

目を動かして目のまわりの血行がよくなれば、顔色もよくなり、目元がイキイキしてきます。老眼の症状がやわらぐだけでなく、若返り効果も期待できます。

【8点グルグルトレーニングのやり方】

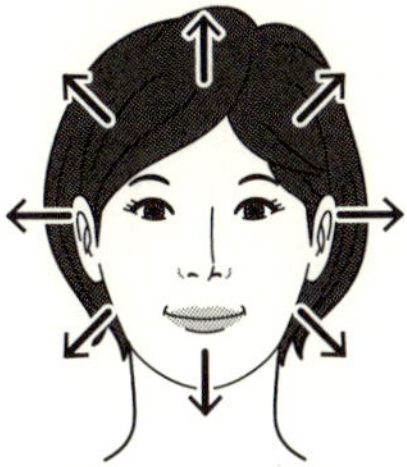

①顔を正面に向け、頭を動かさずに眼球だけで真上のほうを見ます。

　このとき、人差指を眼球の上に持っていき、その指先を凝視するようにすると、やりやすくなります。

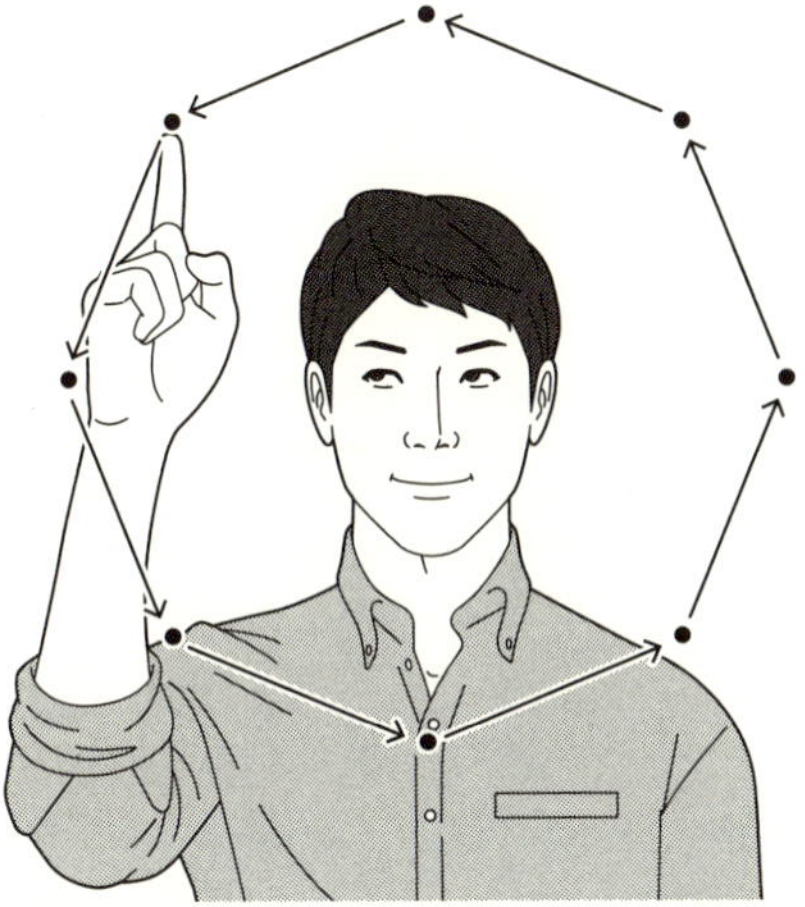

②同様に、顔の位置を動かさないまま、時計回りに「右斜め上」→「右横」→「右斜め下」→「真下」→「左斜め下」→「左横」→「左斜め上」→「真上」の8点を1秒ずつ凝視して動かします。

③時計回りに動かしたら、反時計回りにも動かします。

1日に時計回り、反時計回りを1回ずつ行いましょう。

眼球をグルグル回すだけなので、何周もやりたくなってしまうかもしれませんが、やりすぎると目が回って疲れてしまうので注意しましょう。

また、8点を凝視すると疲れてしまう、目が回ってしまうという人は、凝視するポイントを減らしても構いません。

ただし、見るポイントを減らす場合は、動かすときの方向が対角になるようにしましょう。

たとえば「真上」↓「真下」↓「右斜め上」↓「左斜め下」↓「左斜め上」↓「右斜め下」とすれば、対角上に6点凝視することになります。

または「真上」↓「真下」↓「右横」↓「左横」とすれば、対角上に4点凝視することになります。慣れてきたら、見るポイントを増やしていきましょう。

◎目に力を入れてまばたきする「グー・パートレーニング」

じゃんけんのグー・パーにちなんで、目をギュッと閉じ、思いきり開くという意味で名づけたトレーニングです。

要は、強いまばたきを繰り返すイメージで、毛様体筋を鍛え、血流がよくなるので、トレーニング後は視界が明るくなったことを実感できる人も少なくありません。もちろん、老眼による見えづらさの解消にもつながります。

毛様体筋だけでなく、目のまわりにある眼輪筋《がんりんきん》という表情筋も鍛えるため、美容効果も期待できます。

老け顔の原因とされる「目の下のたるみ」も、眼輪筋を鍛え、ほぐすことによって引き締まり、若々しい表情を作り出すことができるでしょう。また、目のまわりの血行がよくなることで、目の下のクマ（青クマ）の解消にもつながります。

さらに、やってみるとすぐわかることがあります。

それは、涙がにじんでくること。

よほど目が乾いている人でない限り、繰り返していくうちに、目の縁《ふち》に涙がにじみ、潤ってくるので、ドライアイの人にもとても効果的です。

通常、まばたきは1分間に20回程度行っています（単純計算で3秒に1回）が、パソコンやスマホを見ているときは、まばたきの数が減ります。また、年を重ねるにつれて、まばたきの数も減っていきます。通常、目の表面は、開いた状態で10秒程度は保湿されているべきものなのですが、パソコン作業などを長時間している人や、すでにドライアイの状態の人は、目を開けると、まるで水はけのいいお風呂場の床のように、涙がサーッと乾いてしまいます。

「グー・パートレーニング」で涙液《るいえき》を促すことができれば、これらの症状の改善につながります。

どうですか。目や頭の疲れがやわらぎ、スッキリしましたか。三つの〝眼トレ〟を試して、目がスッキリした感覚を味わえたら、もう一度、P39の「近見視力表」を試してみてください。もっと細かいところまで見えているようになっているのではないでしょうか。

大切なのは毎日少しずつでも続けること。すぐに成果が得られなくても、続けていくうちに必ず成果が出てきます。あきらめずにやってみてください。

【グー・パートレーニングのやり方】

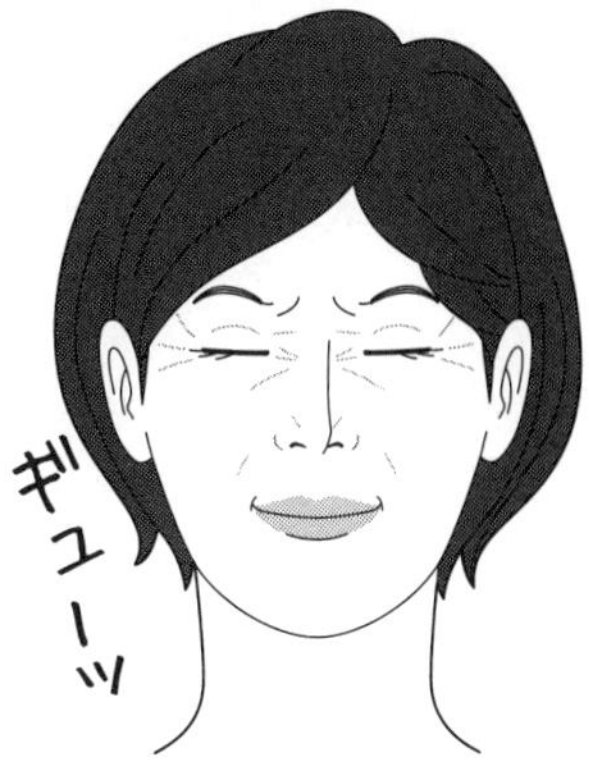

①真っすぐ前を向き、目に力を入れたまま、顔の中央に寄せるイメージで、ギュッと閉じる。その状態で２秒間。

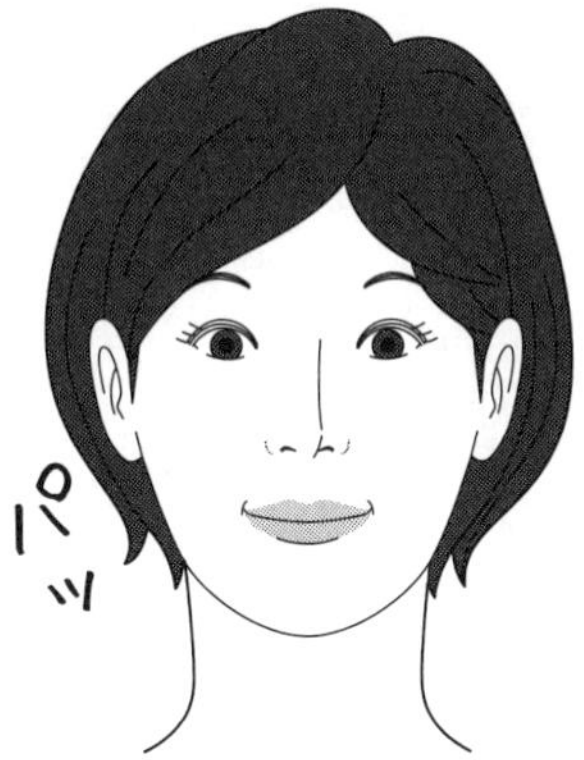

②目をパッと思いきり見開く。その状態で２秒間。
③①〜②を３〜５回繰り返す。

1章

「眼の疲れ・衰え」が
脳と体の老化を早める理由

老眼の仕組みを知っておこう

序章では目の老化についてお話ししました。

「思ったより老眼が進んでいるようだ」

と心配になった人もいるかもしれません。

でも安心してください。この本ではこの後、目の老化はもちろん、目から始まる体全体の老化の進行を遅らせる方法を紹介していきます。

そもそも、老眼とはどういう状態を指すのでしょうか。

序章でも簡単に説明しましたが、ここであらためて老眼のしくみを詳しく説明しておきましょう。

老眼は、水晶体が加齢によって硬くなることによって起こります。

前述したように、目の表面には角膜というお椀の形をしたレンズがあり、その奥に、カメラでいうオートフォーカスレンズの役割をしている水晶体があります。

(図表1－1) 眼のピント調整のしくみ

・遠くを見るとき

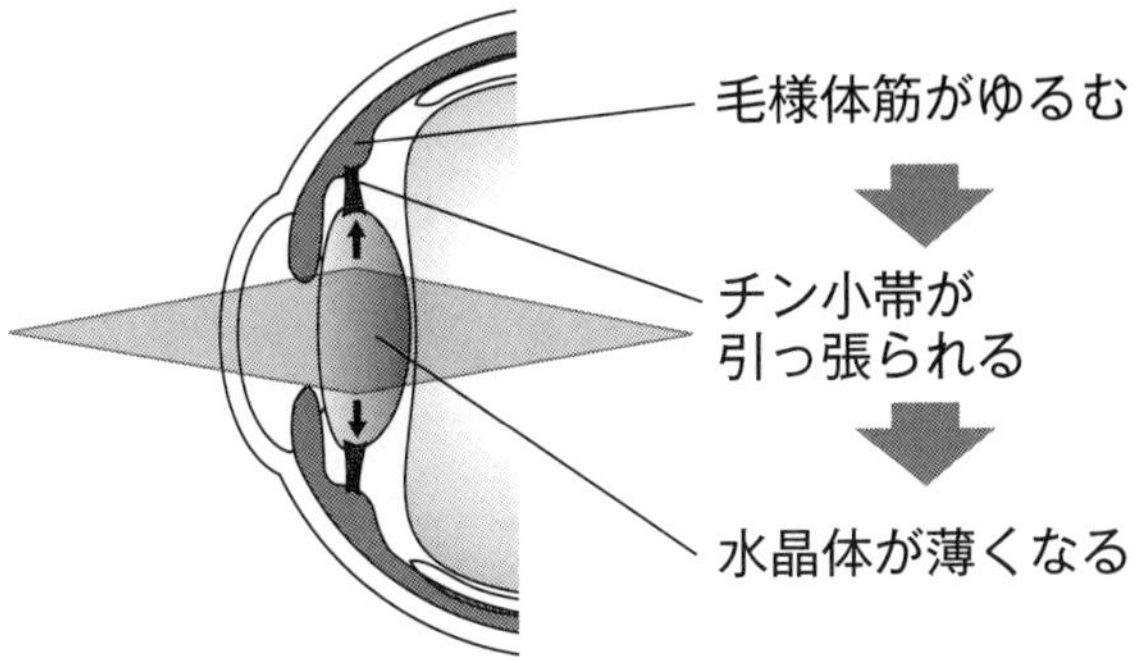

・近くを見るとき

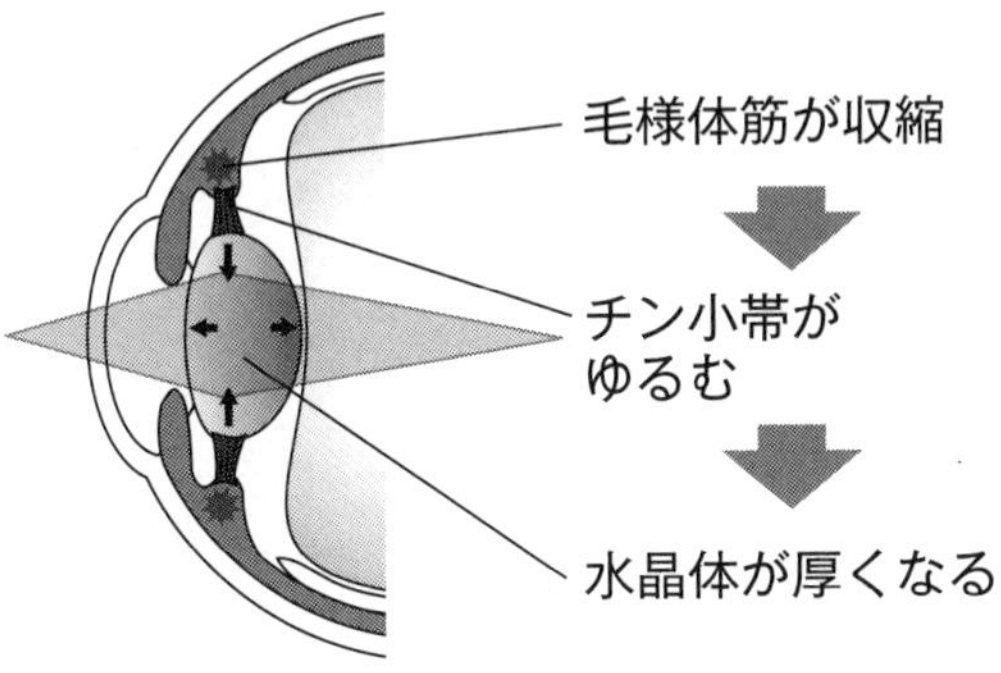

※イメージ図です

眼球から入ってきた光はこの角膜と水晶体を通って、網膜に映像となって映し出されます。その映像の情報が視神経を通って脳に伝わり、私たちはものを認識することができるのです。

このとき、映像のピント合わせをしているのが、主に「水晶体」とそのまわりにある「毛様体筋」です。

水晶体は、近くのものを見るときは厚くなり、遠くのものを見るときは薄くなります。この水晶体の厚みを調節しているのが毛様体筋です。毛様体筋が伸びたり縮んだりして、水晶体の厚みをコントロールし、ものをはっきり見えるようにしているのです。

ところが、年齢を重ねるにつれて水晶体は硬くなっていきます。水晶体が硬くなれば、毛様体筋がどんなに伸び縮みしても、レンズの厚さを自在に変えることができません。

老眼になるかどうかは、水晶体が柔軟かどうかが大きなポイントなのです。

とくに、「老眼になった」と実感するのは近くのものを見るときです。加齢が進むと、これが難しくなってしまうのです。

近くのものを見るときは、毛様体筋が収縮して水晶体がふくらんで厚くなる必要があります。

しかし、毛様体筋の筋力が弱まり、水晶体は硬くなっているので、水晶体をふくらませて厚みをつけるのが、とりわけ難しくなるというわけです。

“近視の人は老眼になりにくい”は本当か

よく、近視の人は老眼にならないといいますが、これは間違いです。

近視の人はもともと遠くのものではなく、近くのものにピントが合っている状態です。ですから、近くを見るために水晶体の厚さを変える必要がないので、老眼を自覚しにくいことがあるのです。

近視に限らず、遠視、乱視といった若いうちから起こる症状の原因は、主に角膜や水晶体での屈折異常です。

屈折異常とは、眼球から入ってきた光が角膜や水晶体で屈折し、網膜でピントが合わされるときに、その屈折率に異常がある状態です。近視の人は、この屈折異常によって、裸《ら》眼《がん》で近くにピントが合っているということであり、眼鏡などをかけないと遠くがしっかり見えないわけです。

屈折異常があっても、加齢とともに確実にピントの調節機能は低下していきます。

つまり、近視の人は老眼が出にくいというわけではなくて、眼鏡やコンタクトレンズなどでピントを遠くに合わせた状態であれば、同じように老眼を自覚してきます。

老眼になりやすいかどうかは、近視や遠視、乱視であるかどうかとは、ほとんど関係がないといっていいでしょう。

それよりもむしろ、今までの生活習慣でどれだけ目を酷使してきたかのほうが、ずっと深くかかわっているのです。

スマホ、パソコンの普及で目の負担&老化が進んでいる?

「テレビを近くで見ると目が悪くなる」
「暗いところで本を読むと視力が落ちる」
つい30年くらい前までは、よく聞かれたセリフです。

ところが今や、パソコンやスマホ、ゲームなどにだれもが長時間触れ続けるようになりました。老若男女問わず、「画面が光るもの」を見続け、目を酷使しています。

それも、テレビや本よりももっと近い距離で、根《こん》を詰めて見つめているはずです。

序章でお話しした「スマホ老眼」や、「パソコン老眼」が増えているのがその証拠です。

ここで、ちょっと考えてみてください。

あなたは朝起きてから夜寝るまで、どれくらい「光る画面」を見ていますか？

「仕事をしているときだけだから、1日中見ているわけではない」

という人も、電車での移動中、スマホを見ていませんか？

帰宅してからはゲームをしたり、テレビを見たりしていませんか？

これほどまでに人類が「光る画面」を見続けることになるとは、だれも想像していなかったでしょう。

自覚しているいないにかかわらず、多くの人が目のトラブルを抱えているといっても過言ではないのです。

大人でもこんな状況なのですから、生まれたときから身近に「光る画面」があり、おもちゃ代わりにゲーム画面やスマホを見ている今の子どもたちの目が将来どうなってしまうのか、だれもわからない状況です。

ではなぜ、光るものを見続けることが、目に負担をかけてしまうのでしょうか。

その主な原因は「ブルーライト」です。

目を通じて体全体の不調を招く「ブルーライト」

ブルーライトという言葉自体は、聞いたことがある人も多いでしょう。

ではなぜ、ブルーライトが悪いのか知っていますか？

ブルーライトとは光の一種です。光とは、特定の波長域の電磁波のことを指します。

ひと口に光といっても、目に見える「可視光線」と呼ばれる白熱灯の光や太陽光から、目に見えないエックス線、赤外線やマイクロ波まで、さまざまなものがあります。

光は波長がそれぞれ違い、波の形で表すことができます。

ブルーライトは人の目に見える光の中でも、最も波長が短い部類に入り、エネルギーが強い光です。

よく、「ブルーライト＝パソコンやスマホから発せられる光」のことだけを指すと誤解している人が多いのですが、ブルーライトは、太陽光や部屋の光にも含まれています。

ただし、ブルーライトの中で問題になっているのは、スマホやパソコン、テレビなどか

(図表1－2) 可視光線とは

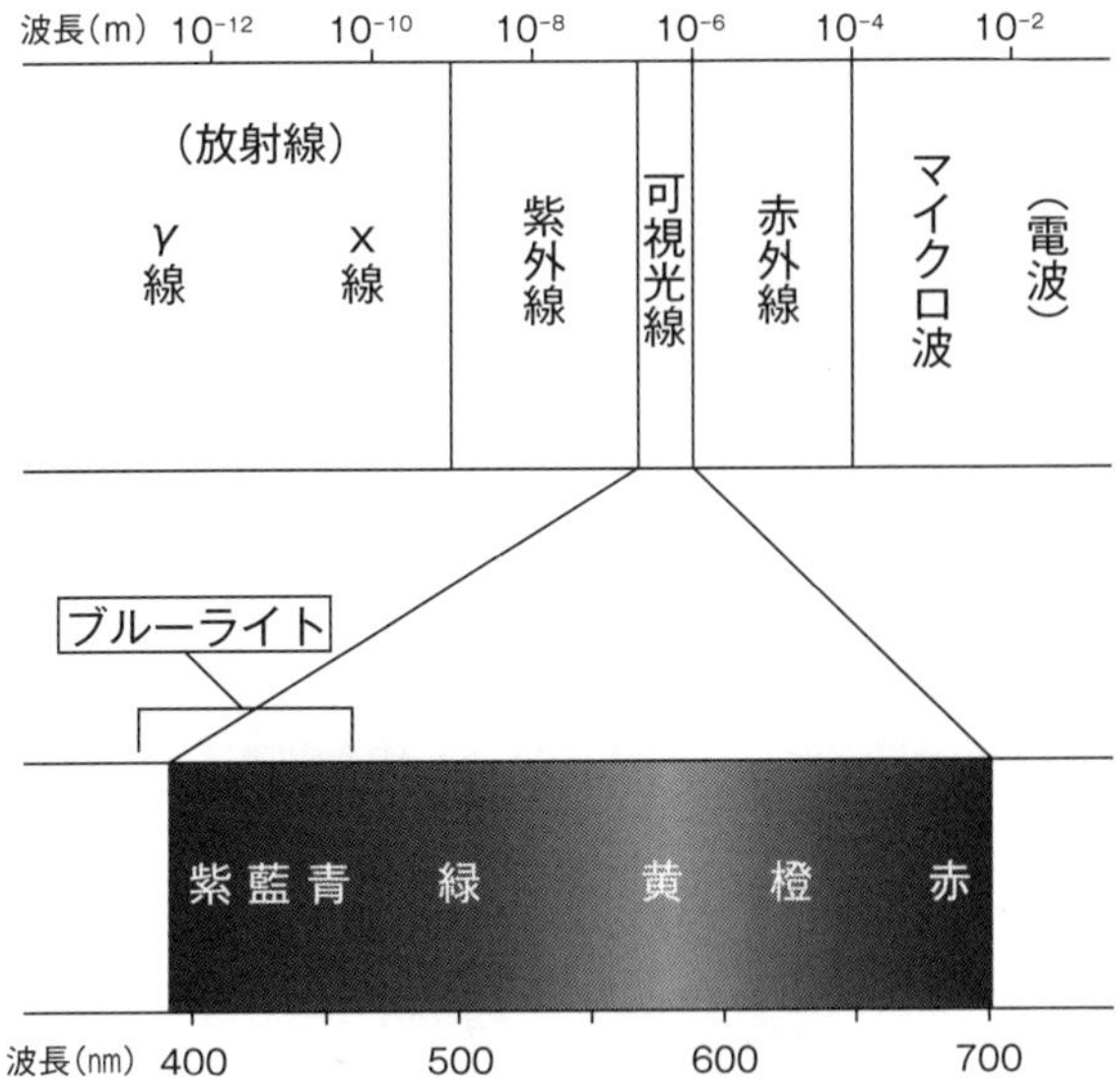
波長(m)
10^{-12}
10^{-10}
10^{-8}
10^{-6}
10^{-4}
10^{-2}
(放射線)
γ線
X線
紫外線
可視光線
赤外線
マイクロ波
(電波)
ブルーライト
紫
藍
青
緑
黄
橙
赤
波長(nm)
400
500
600
700

ら発せられるブルーライトです。

なぜなら、私たちはデジタルディスプレイから発せられるブルーライトを長時間、見続けてしまうからです。

太陽光や部屋の光を、まるでスマホやパソコンを見るように凝視する人はいないでしょう。

ブルーライトを目に浴び続けると、目や体に大きな負担をかけてしまいます。

しかも、紫外線と違ってその多くは、角膜や水晶体を通り抜けて網膜にまで達してしまいます。

網膜まで達したブルーライトは、網膜の中心にある黄斑《おうはん》を傷つけ、加齢黄斑変性の原因の一つになるともいわれています。

また、ブルーライトは波長が短いため、ものに当たると散乱してちらつきの原因になります。そのため、毛様体筋に負荷がかかり、その結果、目の筋肉を酷使することになり、眼精疲労や目の痛みにつながってしまいます。

また、見逃せないのがホルモンへの影響です。

詳しくはこの後述べますが、ブルーライトはホルモンにまで影響を与え、睡眠のリズムを乱してしまいます。

そして不眠につながるだけでなく、慢性的な疲労につながり、精神状態まで悪化させてしまうのです。

加えて、目の疲れは、想像以上に体の不調を引き起こします。

最近、頭痛や肩こりがひどい、夜なかなか眠れない、全身がだるい……このような不調がある人は、もしかしたら「目」からきているものかもしれません。

同じ姿勢で長時間、近距離でディスプレイを見続けると、目を含めた全身の疲労症状が起こり、ときに精神的な不調まで引き起こすことがあります。

これを「ＶＤＴ（ビジュアル・ディスプレイ・ターミナル）症候群」と呼んでいます。目に関していえば、老眼と似たような症状が見られることがあります。

目を酷使する生活習慣を改善しなければ、やがて本当に目の老化を招きます。それどころか、症状は目にとどまらず、体全体の不調を招いてしまいます。

つまり、目を酷使し続ける生活を続けると、やがて「目の老化が、全身の老化につながってしまう」可能性があるということなのです。

不眠やうつ、慢性疲労の原因にも

スマホやパソコン、テレビやゲームなど、「光るもの」を見続けることが日常となってしまった現代人にとって、ブルーライトの影響はもはや、「目だけ」にとどまりません。ブルーライトが角膜や水晶体を通り抜けて網膜にまで達してしまい、眼精疲労を引き起こすことについては、先ほどお話ししました。

そしてもう一つ、ブルーライトの影響で知っておいていただきたいことがあります。ブルーライトには体内時計（サーカディアンリズム）に影響を与える力があるのです。人間は本来、網膜に達する光の量や食事のタイミングなどによって体内時計がコントロールされています。

朝の光を浴びて体が目覚め、日が沈み、夜にかけてしだいに脳と体は休息に向かっていくというのが、自然な生体リズムです。

これにはメラトニンという睡眠をつかさどるホルモンがかかわっています。朝の光を浴びて日中に活発に活動することで、夕方以降、メラトニンの分泌につながります。

メラトニンが分泌することによって、人は自然に眠りにつくようにできているのです。

ブルーライトには覚醒作用があり、メラトニンの分泌を抑制することがわかってきました。通常、メラトニンは日中の光の中のブルーライトによって分泌が抑制されているのですが、日が落ちて暗くなるとその抑制が解け、分泌が促されるようになります。

ところが、夜遅くまで明るいディスプレイを見続けたり、寝る直前までスマホを見たりしていると、睡眠ホルモンであるメラトニンがディスプレイから発するブルーライトにより抑制されてしまうのです。

ブルーライトを見続けることによって、脳が「今は日中だから、活発に活動しよう」と勘違いしてしまうわけです。

また、サーカディアンリズムが崩れるといろいろなホルモンに影響し、自律神経も乱れてしまうので、夜間の過剰なブルーライトによって、人間の体はいつまでも「夜になった」と感知できず、眠りが浅くなったり、なかなか寝つけなくなったりするなど、睡眠に影響を与えてしまいます。

夜なのに、体はすっかり活動モードになり、メラトニンの分泌は抑制され、体は覚醒してしまうのです。

夜遅くまでパソコン作業やスマホを見ていて、いざ寝ようと思っても、なんとなく興奮して寝つけない、という経験がある人もいるのではないでしょうか。

実際、寝る2時間前にディスプレイを眺める実験をしたところ、ブルーライトをカットした場合には、メラトニンの分泌は抑制されることなく、通常通りに夜間の分泌が増えたという実験もあります。

ブルーライトが体内時計に影響を与えた結果、うつ病などの精神疾患につながる可能性も指摘されています。

体内時計の変調で睡眠不足になって朝起きられなくなり、慢性的な疲労が続くこともその一因でしょう。

「最近、なんだか疲れやすくなった」
「落ち込みやすい」
「わけもなくイライラする」

といったようなことがあったら、夜間にブルーライトを浴びすぎていないかどうか、振り返ってみてください。

ブルーライトが肥満を誘発する

ブルーライトは肥満にも影響する、といったら驚かれるでしょうか。

体内時計のリズムが乱れてメラトニンの分泌が減ると、肥満や生活習慣病を招く可能性があるという報告があるのです。

体内時計のリズムが乱れると、血糖値を下げるインスリンというホルモンの働きが低下して、糖尿病のリスクを高めてしまいます。また、朝、太陽の光を浴びると体は活動的になって血圧は上がり、夜になると体はリラックスモードになって血圧が下がるという血圧のリズムも乱してしまいます。

心拍や血圧、血糖値やホルモンといった体内時計のリズムに影響を与えることで、糖尿病や高血圧、心筋梗塞などのリスクを高めてしまうのです。

糖尿病や高血圧、心筋梗塞……そう、これらはみんな、メタボリックシンドロームのリスクを高めるものばかり。

通常の光の環境の中で過ごしたマウスと、夜間に光を浴びたマウスを比較した実験では、同じカロリーの食事をしても、夜間に光を浴びたマウスのほうが太りやすいという研究報告もあります。

夜更かしは肥満の元なのです。

ブルーライトの悪影響ばかりお話ししてきましたが、紫外線と同じで、現代人がブルーライトを浴びない生活は考えられません。むしろ、日中を活動的に過ごすためには、適切なブルーライトは必要です。

本当の問題はブルーライトそのものにあるわけではありません。体内時計が狂ってしまうことにあるのです。

朝日が昇って明るくなったら目覚め、日が沈んで暗くなったら眠るという、太古から人間が営んできた自然のリズムが乱れてしまったことが、体や心に影響を与えているのです。

当たり前のことですが、不規則な生活をせずに、朝、目覚めたら日中は活動的に過ごし、夜はできるだけ早めに食事をすませて眠ること。これが大切です。この当たり前のことができなくなっているのが、そもそもの問題なのです。

そして、できるだけブルーライトの少ない環境で過ごし、夜間のブルーライトをカットすることです。寝る直前までパソコンやスマホを見ているのはもってのほか。

少なくとも就寝2時間前には、ブルーライトを見ない生活を心がけましょう。

目が悪くなるとボケやすい

どこかへ出かけるにしろ、食事をするにしろ、私たちが目で楽しむことはたくさんあります。

目が悪くなると、日常生活に支障をきたすことはもちろん、人生そのものを楽しむ機会も減ってしまうことは、容易に想像できると思います。

たとえば、白内障の場合を想像してみましょう。

白内障になると、視界がかすみ、ものはぼやけたように見えます。

彩りのいいカラフルな食事は食欲をそそりますが、どんなにおいしく作った食事でも、すりガラス越しに見るように曇って見えてしまったら、たちまち食欲が失せてしまうでしょう。

すでにお話ししたように、「知覚情報の8割は目から入ってくる」ので、目が悪くなると、知覚情報が得られにくくなり、脳への刺激も弱まります。

字の読み書きがしづらくなるから本も読まない、字も書かない、テレビを見ようとしてもよく見えないということになります。

また、目が悪くなれば当然、活動性も弱まります。

何をするにも億劫《おっくう》で外に出たがらず、車の運転もやめて引きこもりがちになり、運動もしなくなります。

動かなくなると、やがて筋肉量が落ちてきます。これが全身の老化につながっていくのです。

見えない→動かない→楽しめない、という図式です。

視力が低下することで脳を活性化する機会を失ってしまい、どんどん脳への刺激がなくなっていくという悪循環に陥ってしまうのです。

脳への刺激がなくなれば、認知機能にも影響を及ぼします。

視力低下が「もの忘れ」を助長する理由

「見る」刺激は、もの忘れにも関係してきます。

目から脳にインプットされた情報は、脳に記憶されます。

たとえば、人の顔を覚えるときも、私たちは目で相手の顔を見て、記憶しています。ところが、目の機能が衰えると、そもそも「しっかり見る」ことができないため、情報を脳にインプットしにくくなってしまいます。

はっきりものを見て、脳に情報をインプットすることができれば、顔を見ても相手がだれか思い出せないということも少なくなるでしょう。

それ以外にも、目が悪くなると単純な「見落とし」が増えます。

たとえば緑内障では視野が欠けるため、視野に入らないものは「ない」ことになり、ものが見当たらずに探しものが増える、ということが初期症状として多く見られます。

これが「もの忘れが増えた」ですむ程度ならいいのですが、実際、高齢者の視力障害が、認知症やアルツハイマー病などの認知障害の悪化に関連しているという研究は、ハーバード・メディカルスクール教授ミカエル・ベルキン教授らによる研究をはじめ、数々報告されています。

なかには、「視力低下がある高齢者は、視力が良好な高齢者に比べて認知障害を起こすリスクが5倍高い」といった報告や、「高齢者でも視力が良好であれば、認知症にかかるリスクが63％も減少する」という報告もあります。


逆にいえば、視力が回復すると、認知機能の改善につながる可能性が高いのです。

実際に初期の認知症の方に白内障の手術をしたところ、認知症の進行がゆるやかになったという経験は珍しくありません。


70代、80代になった白内障の患者さんでは、手術を嫌がるケースもあります。

「もう老い先も短いですから、このままでいいです」

「今のままでも不自由はありません」

といっていた患者さんに、ご家族の要望もあって白内障の手術をしたところ、視力が良好になって、見違えるほど元気に、イキイキされたという経験も、一度や二度ではありません。

手術後、「先生、このまま100歳まで生きたいです！」とおっしゃった患者さんもいました。視界が変わると、人生まで変わったように思えるのでしょう。

もっと散歩をして景色を楽しみたい、読書をしたいと、日常生活でも積極性や意欲が出てきます。

視覚情報がたくさん脳にインプットされて刺激が増えると、メンタルにもいい影響を与えるので、若さにもつながっていきます。

脳を若く保つためには目の状態を良好に保つこと、目が若ければ脳も若くなるだけでなく、全身のアンチエイジングにもつながっていくのです。

いま注目の「光老化」とは

「光老化」という言葉を聞いたことはありますか。

光老化とは、普通の加齢による老化現象とは違い、日光が当たる肌や目に見られる老化現象のこと。美容に関心の高い人なら、シミやシワ、たるみの原因とされているのを聞いたことがあるかもしれません。

太陽の光には紫外線、可視光線、赤外線などがありますが、その中で最も作用が強いといわれているのが紫外線です。

紫外線が肌のシミやシワを招くことは、よく知られています。

地上に降り注ぐ紫外線にはA波とB波があり（大部分のB波と、C波以上の短波長はオゾン層・大気でほとんどブロックされます）、最も問題となるのがB波です。日焼けをしすぎて肌が赤くなったり、水ぶくれができたりするのは、このB波が原因です。それだけエネルギーが強いのです。

ではA波のほうは影響が少ないかというと、そういうわけではありません。

A波は波長が長く、B波よりも肌の深くまで達し、時間をかけてシミやシワの発生にかかわっていることがわかってきました。

しかも、窓ガラスや雲も通り抜けてしまうため、曇りの日でも、室内にいても、紫外線対策をしなければなりません。

目から入った紫外線が日焼け、シミ、シワの原因に？

紫外線の影響はほかにもあります。

目の光老化の代表が、白内障です。

つまり、白内障の原因の一つに、紫外線があるということなのです。

私たちが生きている限り、紫外線を避けて通るわけにはいきません。

そもそも白内障は加齢が大きな原因ですが、年を取った分だけ、目も紫外線を浴び続けてきたということになります。

透明だったゴムが、日に焼けて黄ばんだり、色が変わってきたりするのと同じように、透明な水晶体のたんぱく質が、加齢や紫外線によって変性してくる現象が白内障です。

目は、肌に比べて無防備です。

肌の紫外線対策は、長袖の服を着たり、日焼け止めクリームを塗ったりすることである程度は対策できますが、目はそういうわけにはいきません。

何しろ、目は「光を取り入れる」ことが仕事であり、ものを見るためには、「光」が必要なのですから。

目を守る数少ない方法の一つがサングラスです。

最近では、紫外線対策としてサングラスをかけている人も見かけるようになりましたが、帽子や日傘で肌を守るのと同じように、サングラスをかけることである程度、紫外線から目を守ることができます。


最近、女性誌などのメディアで「目から入った紫外線が肌の老化を進め、シミやシワの元になる」という情報をたびたび見かけるようになりました。

鈴鹿医療科学大学の平本恵一助教らの研究によると、いずれもマウスの実験ではありますが、目から入った紫外線が肌の老化を進めるという報告があります。

また、大阪市立大学の井上正康教授らの非常に興味深い研究があります。

それは、マウスの「耳だけ」に紫外線を当てた場合と、「目だけ」に当てた場合を比較したもの。

結果は、「耳だけ」に当てた場合は耳が日焼けしただけだったのに対して、「目だけ」に当てた場合は、目はもちろんのこと、目以外の部分にもメラニンの増加が確認できたというのです。

この結果から、目から入った紫外線によって、脳がメラニンを生成するような指令を出してしまったということが考えられます。

いくら日焼け止めクリームで肌の対策をしても、目から紫外線を浴び続けていると意味がなくなってしまう、という可能性もあります。

目の紫外線対策は、目を守るためだけでなく、肌を守るためでもあるのです。

私たちがシミやシワなどの肌の変化を防ぎたいと思う理由は、それが最も見た目にわかりやすい老化現象だからではないでしょうか。

視力の低下などで目の状態が悪くなって、何が問題になるかというと、このような「見た目の変化」に鈍感になってしまうことです。

わが身の変化は、目で確認するしかないからです。

まず、目が悪ければ、自分の顔を鏡で見てみても、シミやシワをちゃんと捉えることができません。

先ほど白内障の手術をした後に、活動的になって若返る人がいるという話をしましたが、視力がよくなると、自分の顔のシミやシワにあらためて気づいてびっくりされることがあります。

そこで、今まで以上にスキンケアやメイクに気を使うようになって、ますますきれいになり、若返りに磨きがかかる方もたくさんいます。

データを取ったわけではありませんが、見た目が若い人は、それに伴って中身も若いケースが多いような気がします。

見た目が若い人ほど長生きする、というのは、あながち間違いではないのでしょう。

見た目が若い、つまり、見た目を気にする人は、「自分の状態がよく見える人」であり、視力もいいはずです。

これは、目の老化現象が見られない、あるいは目の老化が遅い人ほど、体の老化現象も遅いということにつながってくるでしょう。

ここまで紫外線＝悪者のようにお話ししてきましたが、最後に紫外線の効用についても少し触れておきます。

現代人はビタミンD不足といわれていますが、紫外線がなければ、私たちの骨の成長に必要なビタミンDの合成ができなくなってしまいます。

ビタミンDは食事から摂ることが難しい栄養素です。ある程度の日光浴で、ビタミンDの合成を促す必要があるのです。

また、紫外線は血行促進や新陳代謝にも一役買っています。

紫外線に気をつけて生活することは肌や目にとって大切ですが、私たちが紫外線を完全に遮断して生活することができない以上、上手に付き合っていく必要があるでしょう。

目の疲れ・老化が首や肩のこり、頭痛を引き起こす

想像してみてください。

あなたがパソコンで仕事をしているとき、あるいはスマホを真剣に見ているとき、どんな顔をしていますか?

もし、そのときの顔を鏡で見たら、自分でもびっくりするかもしれません。

意地悪でいっているわけではありません。

電車でスマホを見ている人の多くが、眉間《みけん》にシワを寄せて、目を細めて、怖い顔をして

いるように見えることがありませんか。「スマホブス」などという言葉で揶揄《やゆ》する人もいるほどです。でも、その顔こそ、目に負担がかかっている証拠なのです。

集中してパソコン作業をしているときやスマホをいじっているとき、顔はこわばり、目は酷使されて緊張しています。

パソコン仕事やスマホで眼精疲労になる人が増えていますが、これも当然のこと。

「最近、首のこり、肩こりがひどくなってきた」

という人は、眼精疲労や老眼を疑ったほうがいいかもしれません。

眼精疲労や老眼と、首や肩のこりが関係していると聞いても、すぐにはピンとこないかもしれません。

でも、考えてみれば当たり前のことなのです。

まず、注目すべきは「姿勢」。

パソコンやスマホを見ているとき、どんな姿勢をしていますか。

肩や首は同じ位置に固定され、同じ姿勢で長時間とどまっています。すると血流が悪くなるため、肩こりや首のこり、ひいては頭痛が起こります。

これに加えて老眼や視力の低下などで、画面が見づらくなると、画面に顔を近づけてのぞき込むような姿勢を取るので、ますます首や肩にも負担がかかり、血流が悪くなるといった悪循環に陥ります。

さらに悪い姿勢を取り続けると、首や肩のこりにとどまらず背中や腰の痛みにもつながるので注意が必要です。

また、眼精疲労で目が疲れていたり、老眼の症状がある人は、目の調節機能に不具合が生じます。

無理にピントを合わせ続けようとすることで、過剰に目に負担がかかります。

無理に持続的にピントを合わせようとすると、最初にお話ししたように、目を細め、顔はこわばり、目の周辺も緊張します。これが目の疲れだけでなく、肩こりや頭痛を引き起こす原因になります。

ピントの調節作業をしているのは、毛様体筋。

パソコンやスマホなどの近くのものを集中して見続けていると、毛様体筋は緊張し続けることになります。

毛様体筋はとても小さな筋肉です。毛様体筋に過度の負担がかかれば、筋肉は疲れてしまいます。

毛様体筋が疲れれば、調節機能は衰え、老眼や眼精疲労はますます悪化していくことになります。

さらに、毛様体筋は自律神経がコントロールしているため、毛様体筋を長時間酷使すると、自律神経のバランスが崩れてしまいます。

毛様体筋が酷使された状態では、目の周辺が緊張して血流が悪くなっています。こういったストレスが積み重なると、自律神経の中の交感神経が優位な状態となります。すると顔面から首、肩の筋肉まで緊張してしまいます。

目の血管は非常に細いので、肩や首の血流が悪くなれば、目の周辺への血流も悪くなる、といった悪循環が起こります。

目の疲れを解消しないと肩こりになり、肩こりを解消しない限り、目の疲れも解消しにくいという負のスパイラルに陥ってしまうのです。

逆にいえば、目の疲れが解消し、老眼が改善するなど、目がラクに使えるようになると、首や肩のこりも感じにくくなっていきます。

そこで、2章で紹介する「眼トレ」を行いながら、肩こりや首のこりも解消していきましょう。

パソコン作業で同じ姿勢を長時間取っている場合は、1時間続けたら10分は休憩を取り、ストレッチやマッサージなどで体を動かすのがおすすめですが、実際にはそれも難しいことが多いでしょうから、10分に一度など数秒でいいので、ピントをずらすといいでしょう。

目が若いと感情（こころ）も若くいられる

食事や本、テレビ、散歩から旅行まで、私たちの生活は、「目で見て楽しむ」ことにあふれています。

何度も繰り返しますが、知覚情報の8割は目から入ってくるといわれます。そして、入ってきた情報は脳で処理されます。

視覚からの情報が減れば、脳への刺激が減り、その活動力が落ちていくのは当然でしょう。

また、先ほど、認知症の患者さんに白内障の手術をすると認知症の進行が遅くなるといった話や、白内障の手術後に生活にハリが出て、イキイキとされた患者さんの話をしました。

認知症が進んだ患者さんでも、「笑っている」「怒っている」など人の顔の表情は認識できるといわれています。

私たちは、相手の表情を読み取ることで、適切なコミュニケーションができます。ところが年を取っていくにつれて、微妙な感情表現を読み取りにくくなり、細やかな感情の交流ができにくくなっていきます。

目が老化すれば、その状態に追い打ちをかけるように、相手の表情を読み取りにくくなるため、コミュニケーションがスムーズに進みにくくなります。

きっかけはほんのささいなことかもしれません。

でも、目が衰えていくことによって、人と会話をすることが億劫になってしまったり、外に出ることが怖くなってしまったりするのです。

鏡で自分の顔を見て、きれいにしようという気が起こらないことも、部屋の隅っこにあるほこりに気づかずに、部屋が汚れていってしまうこともあるのです。

嫌になることばかり並べてしまいましたが、脅かしているわけではありません。

いいたいのは、逆のこと。

そう、目が若いと、心も若くいられるということは、間違いありません。

これまで述べてきたように、目が衰えると自律神経のバランスの乱れやうつ病につながることさえあります。

心だけではありません。生活習慣病や肥満など、病気につながる可能性さえあるのです。目の老化予防はそのまま全身のアンチエイジングになり、全身のアンチエイジングを心がければ、目の老化は予防できるのです。

2章

今日からできる、眼から若返る「眼トレ＋α」

老眼、視力低下、目の疲れ…には、何より眼トレが効く

若々しさを保つためには、どんなことをしたらいいと思いますか?

まず思い浮かべることといえば、「食生活の改善」と「運動」ではないでしょうか。

食生活に気をつけて、栄養バランスの取れた食事を摂ること、そしてストレッチや筋トレなど適度な運動で体を動かし、身体機能を高めるのもいいでしょう。

この章では、この「運動」に注目します。

目の老化予防は、全身の老化予防につながるといいました。

目も体の一部です。

すでにお話ししたように、目には毛様体筋などの内眼筋や外眼筋、眼輪筋などの大事な筋肉があり、細かい血管がたくさん走っています。

どの筋肉も、ものを見るために重要な役割を果たしていますが、体の筋肉が加齢にともなって衰えていくように、目のまわりの筋肉も衰えていきます。

たとえば、水晶体の厚みをコントロールする毛様体筋の衰えは、老眼の原因の一つであることは、すでにお話しした通りです。

そこで、体のストレッチをしたり、筋トレをするように、目もトレーニングをしましょう。目をトレーニングすることで、若々しい状態をキープすることができるのです。

目のトレーニングなので、眼球トレーニング、略して「眼トレ」です。

ここで紹介するトレーニングは、どれも患者さんに実践していただいているものばかりです。

目の周辺の筋肉をほぐし、目を動かす筋肉と連動している顔の筋肉を鍛えることで、血流もよくなります。

「眼トレ」と併せて、3章4章で紹介する生活習慣を改善すれば、目の老化のスピードを遅らせることができるでしょう。

どれも短時間でできるものばかりです。気づいたときにいつでも行ってみてください。

目の疲れを取り、老化を防ぐ眼トレ

(1)「遠近トレーニング」

Ｐ43で紹介した、近くと遠くを交互に見るトレーニングです。

近くと遠くを交互に見ることで、水晶体の厚みをコントロールしている毛様体筋や、絞りのコントロールをしている虹彩筋《こうさいきん》のストレッチになります。老眼の症状がある人は改善につながりやすくなります。また、目が疲れたときに行うとスッキリするでしょう。

眼鏡やコンタクトをつけたままでも行えます。

(2)「指スライドトレーニング」

「人込みの中を歩くと目が疲れる」

「最近、車の運転がつらくなってきた」

【指スライドトレーニングのやり方】

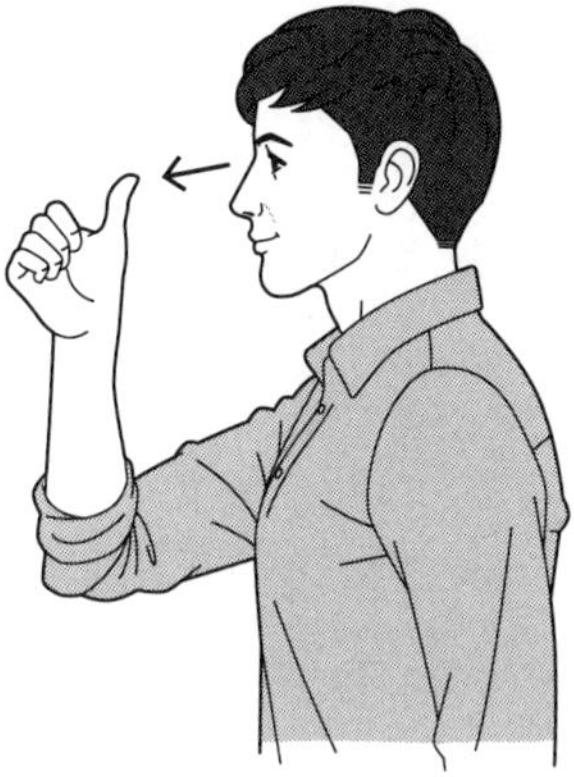

①顔の前に親指を立てて、爪を凝視します。

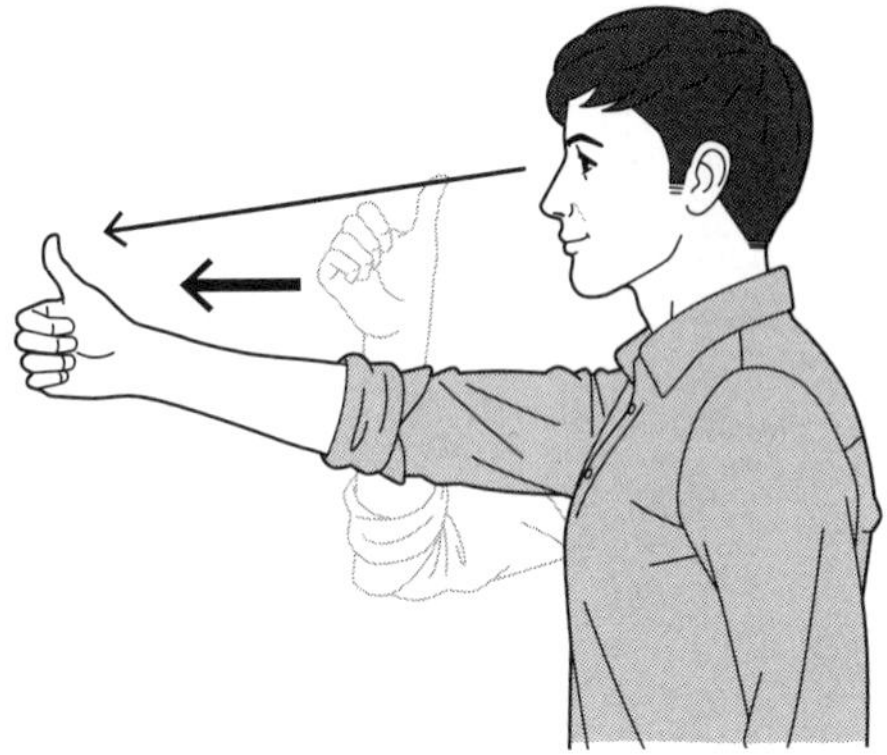

②凝視したまま、親指を素早く1秒で遠ざけます。
③凝視したまま、親指を3秒で近づけます。
④①〜③を30回程度繰り返します。

※親指ではなく、人差し指で行っても構いません。

そんな自覚がある人にぜひおすすめしたいトレーニングが「指スライドトレーニング」です。

一見すると「遠近トレーニング」に似ていますが、「遠近トレーニング」が、水晶体の厚みを切り替えて、近くと遠くを交互に見るトレーニングであるのに対して、「指スライドトレーニング」は、動いていく指を目で追うもの。

これを「動体視力」といいます。

この動体視力も、年齢を重ねるにつれて衰えていきます。

実際、運転免許を更新する75歳以上の人に対して、動くものを認識できるかどうかのテストも行われています。

動体視力は、眼球を動かして、動くものを目で捉え、すばやく焦点を合わせていく能力です。ですから、動体視力を鍛えれば、ものにピントが合わせやすくなる、つまり、老眼の予防にもつながります。

また、パソコンやスマホなど近くを見すぎて凝り固まってしまった目のまわりの筋肉をほぐすことにもつながるため、スマホ老眼や眼精疲労の人にも効果的です。

(3)「平面遠近読み取りトレーニング」

このトレーニングは、P43の「遠近トレーニング」の応用編です。毛様体筋を鍛えるトレーニング「遠近トレーニング」と同じように、ピント合わせに大切な、毛様体筋を鍛えるトレーニングです。

やり方は簡単。大小が入り交じった文字の中から、文字を探していきます。平面で大小の文字を探すことで遠近を調節するので、毛様体筋を鍛え、ピント調節機能を改善する効果があります。

私たちの脳は、大きなものは近くに、小さなものは遠くにあると錯覚します。これを利用したのが、「平面遠近読み取りトレーニング」です。続けることで、目の遠近を柔軟に合わせることができるようになります。

行ううちにピントが合わせやすくなるので、老眼の人はもちろん、夕方になると目が疲れ、ピントの合わせづらさを感じている人にも有効です。

「あ」〜「ん」すべて順に目で探せたら、文字の数だけストレッチをやったのと同じこととになります。

ただし、このトレーニングは続けていくうちに、脳が文字の位置を覚えてしまうデメリットもあります。そうなるとトレーニング効果が半減してしまいます。

その場合は、50音の文字を使って、好きな言葉や文章を目で追うトレーニングをしましょう。

たとえば、「わたしはきれいなはながすき（私はきれいな花が好き）」「きょうはいいおてんきだからきもちがいい（今日はいいお天気だから気持ちがいい）」といったようにアレンジして、その文字を目で追っていきます。

ただし、「が」「だ」などの濁点がある文字や「ぱぴぷぺぽ」などの半濁点がある文字は、濁点や半濁点を取った文字として目で追いましょう。

【平面遠近読み取りトレーニング】

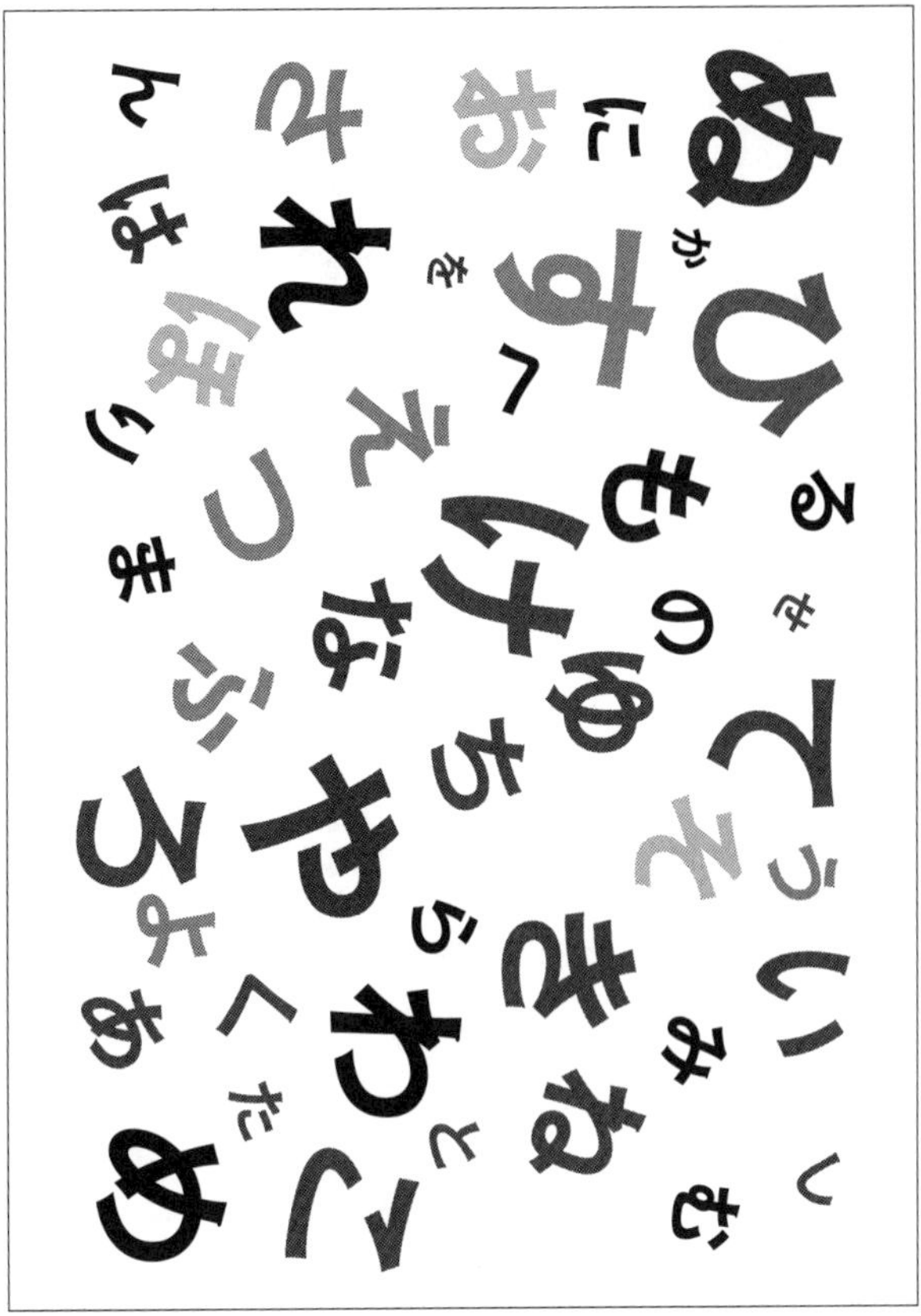

※こちら側から見てください

【平面遠近読み取りトレーニングのやり方】

①制限時間を60秒を目安に設定し、顔を動かさずに目だけを動かして、「あいうえお…」と50音順に文字を目で追います。

(4)「8点グルグルトレーニング」

黒目をグルグル動かすトレーニングです。

詳しいやり方はP45を参照してください。

このグルグル回転させる動きが外眼筋をほぐしていきます。まるで肩こりのときに肩をグルグル回して筋肉をほぐすのと同じように、外眼筋の緊張をやわらげる作用があります。

また、眼輪筋などの表情筋も刺激しますので、やり続けると、目がイキイキとし、顔全体が若返る効果が期待できます。

(5)「3点寄り目トレーニング」

黒目を内側に寄せるトレーニングです。

P97の近見輻輳票《きんけんふくそうひょう》（3点寄り目シート）を使って行います。

これは、眼科医の井村尚樹先生が考案したトレーニングで、テクノストレス眼症の治療に効果的です。

テクノストレス眼症とは、前章で紹介したＶＤＴ症候群のことで、パソコンやスマホなどを同じ姿勢で長時間見続けることによって起こる、目を含めた全身の疲労症状のことです。

とくに目に限っていえば、毛様体筋の筋肉が凝り固まる、あるいは疲労してピントが合わせづらくなるなど、老眼と似た症状が出ることがあります。スマホ老眼などもまさにこの状態。

毛様体筋は、パソコンやスマホなど近い距離を見続けることで緊張を強いられ、水晶体の厚みをコントロールする機能が低下してしまうのです。

このトレーニングをすることで、毛様体筋を刺激して筋肉がほぐれ、動きをスムーズにする作用があります。

近くの点に焦点を合わせることで毛様体筋を鍛えることになるので、スマホ老眼はもちろん、加齢による老眼の回復にも効果的といえるでしょう。

これを続けていくうちに、目のピント合わせがスムーズになることが実感できると思います。

寄り目は苦手だという人も、近見輻輳票（3点寄り目シート）を使えば、簡単にできるでしょう。

老眼の症状が出始めている人だけでなく、普段からパソコンやスマホを長時間使っていて不調を感じている人、視力の低下を感じ始めた人などにとくにおすすめです。

眼鏡やコンタクトを着けたまま行っても構いませんが、三つの円が眼鏡のレンズからはみ出している場合は、眼鏡をはずして行いましょう。

「3点寄り目トレーニング」と、前に紹介した「8点グルグルトレーニング」は、セットで行うとより効果的です。

「3点寄り目トレーニング」は、いってみれば毛様体筋の収縮運動です。そして、「8点グルグルトレーニング」は、毛様体筋をはじめとした目のまわりの筋肉を弛緩《しかん》させる動きになります。

体を鍛えるときも、筋肉の収縮と弛緩のバランスが大切です。

また、同じ箇所をひたすら鍛えるだけでなく、あらゆる箇所から刺激を与え、複数の運

(図表２－１) 近見輻輳票

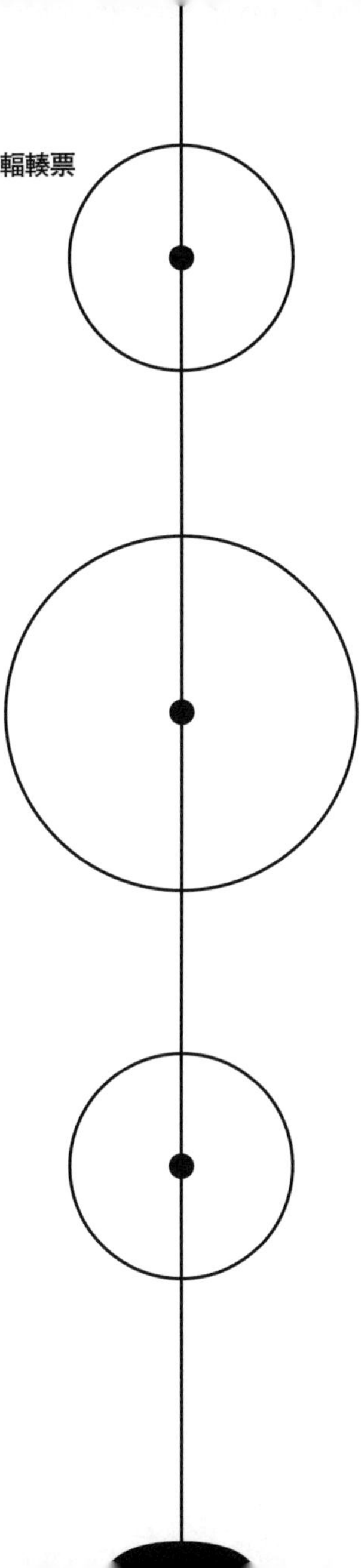

動を組み合わせることでバランスが取れていきます。

　それと同じで、この二つのトレーニングをセットで行うことによって、外眼筋や内眼筋、とくに毛様体筋の緊張と弛緩が繰り返されることになり、ピント調節を担う毛様体筋がバランスよく鍛えられるのです。

【3点寄り目トレーニングのやり方】

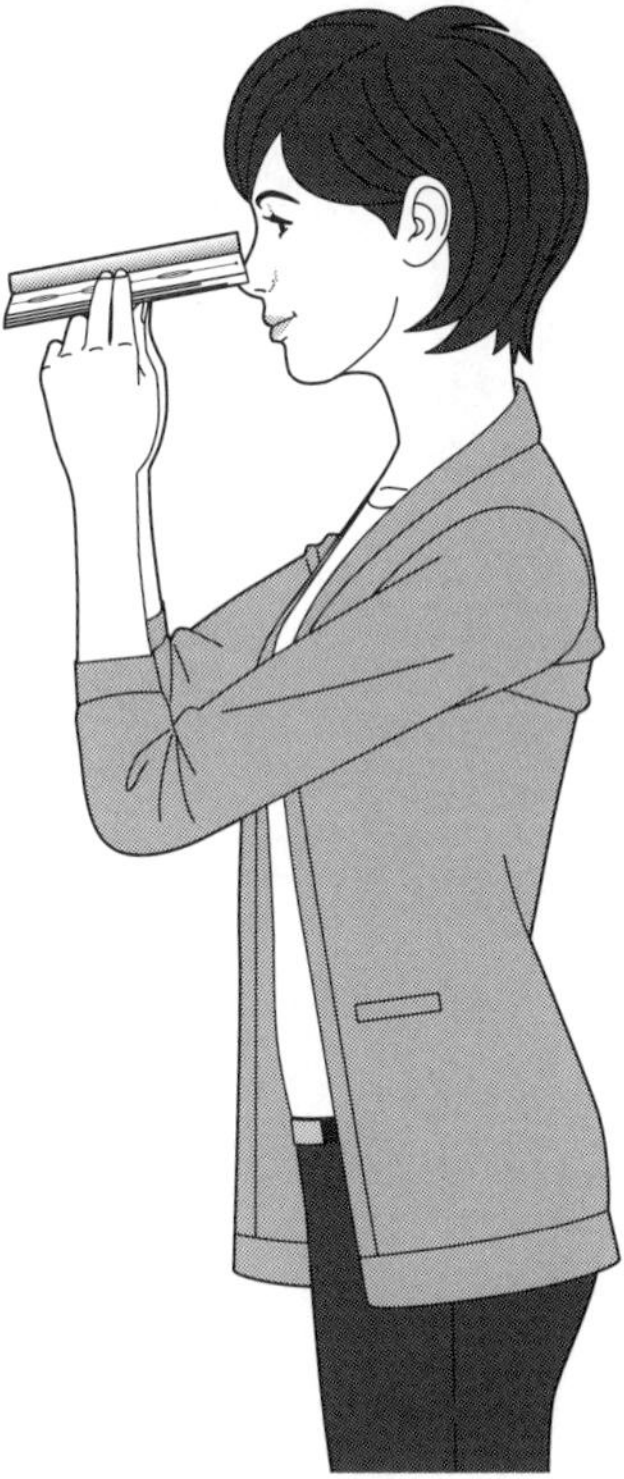

①近見輻輳票（3点寄り目シート）の黒い印がついている部分に鼻を当てて、顔は真っすぐ前を見たまま、顔と近見輻輳票が垂直になるように持つ。
②一番遠くの円の中央にある黒い丸を両目で1秒間、ギュッと凝視する。
③真ん中の円の中央にある黒い丸を1秒間、ギュッと凝視する。
④目に一番近い、手前の円の黒い丸を1秒間、ギュッと凝視する。
①～④を3回繰り返し、朝昼晩の一日3回行う。

(6)「ツボ押し」

顔や目のまわりには、ツボがたくさんあります。

このツボを押すことで目の周辺の血流がアップし、酸素や栄養が目に届きやすくなり、「眼トレ」の効果をさらに引き出すことができます。


ツボ押しの効果は、目だけではありません。

まず、顔の血行もよくなるので、顔色がよくなります。さらには、目尻や目元のシワの予防など、肌の若返り効果につながります。

パソコン作業でちょっと目を休めたいとき、電車に乗っているとき、ちょっとした時間でできるので、ぜひ「眼トレ」と並行してやることをおすすめします。

なお、ツボは左右対象の位置にありますので、左右両方のツボを刺激してください。

【ツボ押しのコツと注意点】

・「イタ気持ちいい」くらいの強さで、3〜5秒ほど息を吐きながら押す。
・力を入れすぎると逆効果なので、注意する。
・六つのツボを順番に押し、これを5回繰り返す。
・食後すぐは行わない。
・ツボ押しのすぐ後に運動をせず、5〜10分程度安静にする。

晴明《せいめい》

位置：目頭を指で押さえたときに、くぼみを感じるところ。軽く押したときに、鼻の奥の刺激を感じるところ。
効果：目の疲れをやわらげる。目元のシワを解消する。

太陽《たいよう》

位置：眉尻と目尻の中間より、ややこめかみ寄りのところ。
効果：目の疲れをやわらげる。かすみ目を改善する。

顴髎《けんりょう》

位置：頬骨が隆起している部分のすぐ下。目尻から下に真っすぐ下ろした線と、鼻の穴の高さから真横に伸ばした線が交差するところ。
効果：眼精疲労の解消。目の黄ばみの解消。目元や額のシワの予防。

四白《しはく》

位置：黒目の真下にある骨の縁から少し下がったところ。
効果：眼精疲労の解消。目の痙攣《けいれん》の解消。頭痛の改善。

※ツボは顔の左右ともにあります。

【目に効くツボの位置】

陽白《ようはく》

位置：眉毛の中心から親指の幅１本分上のところ。

効果：目の上の痛みの解消。

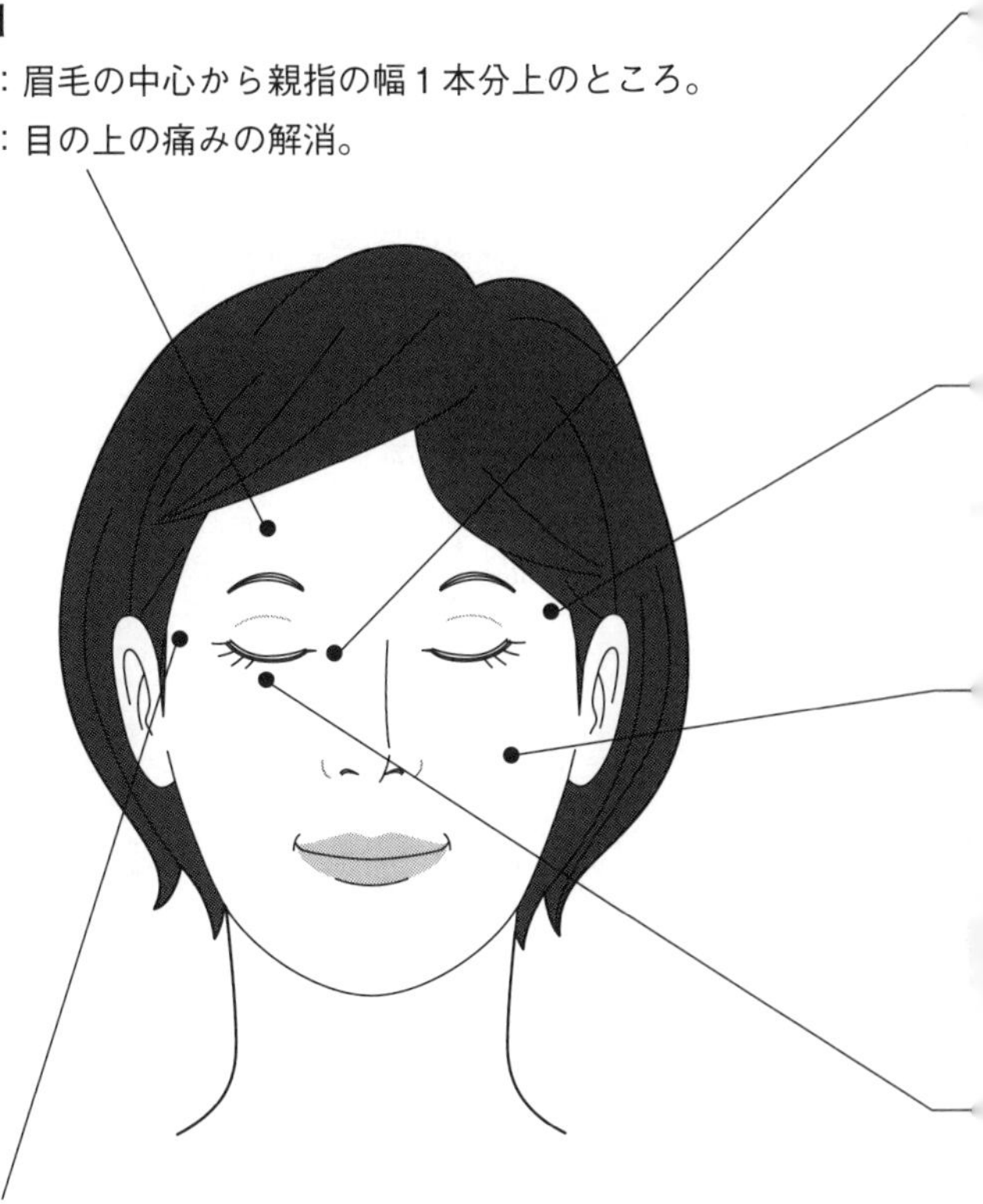

瞳子髎《どうしりょう》

位置：目尻から親指の幅1本分外側にある、骨のくぼんだ部分。

効果：目尻のシワの予防。頭痛の改善。

(7)「グー・パートレーニング」

強くまばたきをするように、目を見開いてギュッとつぶるトレーニングです。詳しいやり方はP49を参照してください。

主に目のまわりにある眼輪筋を鍛えることができます。そのため、目のまわりの血流がよくなるだけでなく、目のクマや目の下にできるたるみを解消できる可能性もあります。

また、繰り返しになりますが、涙の分泌が促されるため、ドライアイにも効果大。パソコン作業中に「目が乾いたな」と思ったら、すぐにやってみましょう。

一日に何回やっても構いません。眼鏡やコンタクトをしたままでもできます。

目と体の疲れを取るツボ&ストレッチ

目の血行をよくするために、目の周辺の筋肉、そして顔の筋肉のトレーニングやツボ押しを紹介してきましたが、人間の体はすべてつながっています。

体の血行がよくなれば、目の血行もよくなります。ここでは、とくに目の血行につながりやすい首、肩、背中のマッサージやストレッチ、ツボ押しを紹介しましょう。

（1）首のツボ

視神経がつながっている首の血行が悪くなると、目の不調の原因になります。

首のツボやマッサージで首の血行をよくしていきましょう。

この三つのツボは、首のこりと目の疲れに効果があります。

パソコンやスマホで目が疲れたときに押すだけで、疲労の解消につながります。仕事が終わったときや寝る前に行うと、リラックスしてよく眠れる効果もあります。

【首のツボの位置】

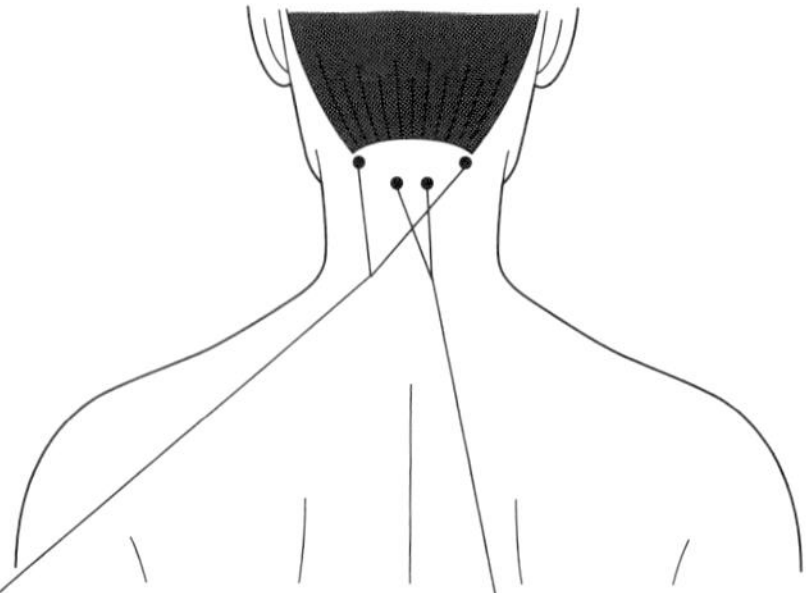

風池《ふうち》

位置：首筋のやや外側、うなじにある髪の生え際のくぼんだ部分。
効果：首のこり解消、目の疲れ解消、頭痛の改善。

天柱《てんちゅう》

位置：「風池」から親指の幅1本分内側寄りの、やや下のところ。
効果：首のこり解消、目の疲れ解消、頭痛の改善。

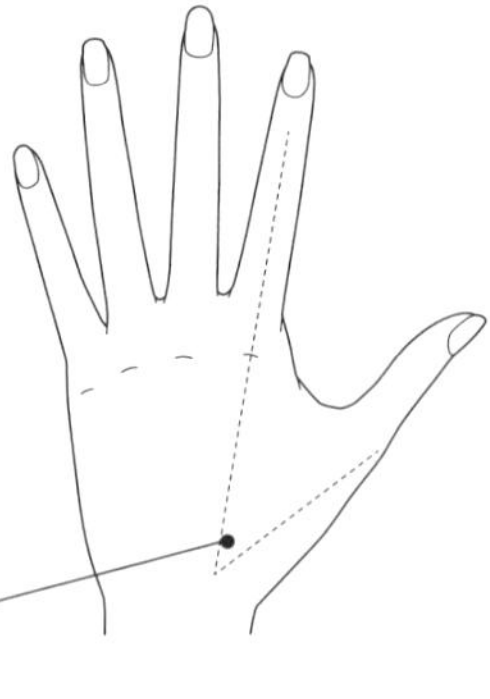

合谷《ごうこく》

位置：手の甲側の親指と人さし指の分かれ目の、やや人差し指側。
効果：首と肩のこり解消、手のしびれの軽減。

(2)首のストレッチ

首のこりを解消するには、ストレッチをして伸ばすことも効果的です。

首のストレッチといっても、伸ばすのは首の後部から背中にかけて広がる、僧帽筋《そうぼうきん》という比較的大きな筋肉です。

ストレッチを行う際は、自然な呼吸を意識して、伸ばすときは息を吐きながら行うと気持ちよく伸びます。伸ばすときは無理せず、少しずつ伸ばしていきましょう。

ツボ押しと同様に、「イタ気持ちいい」くらいで止めるのがコツです。

【首のストレッチ】

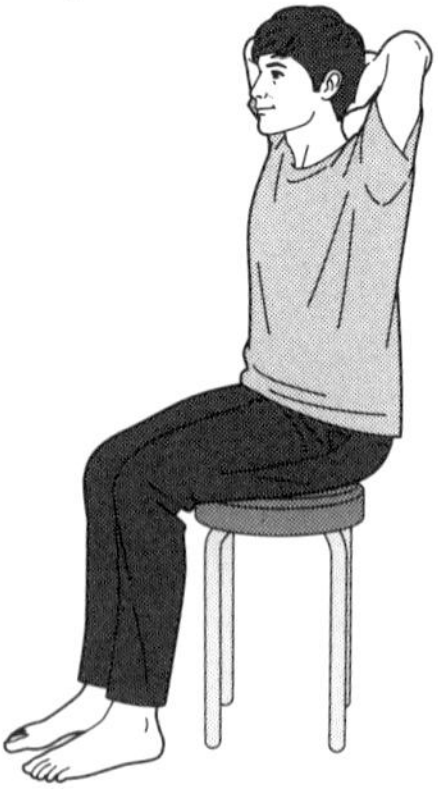

①背筋を真っすぐにし、両手を頭の後ろで組みます。

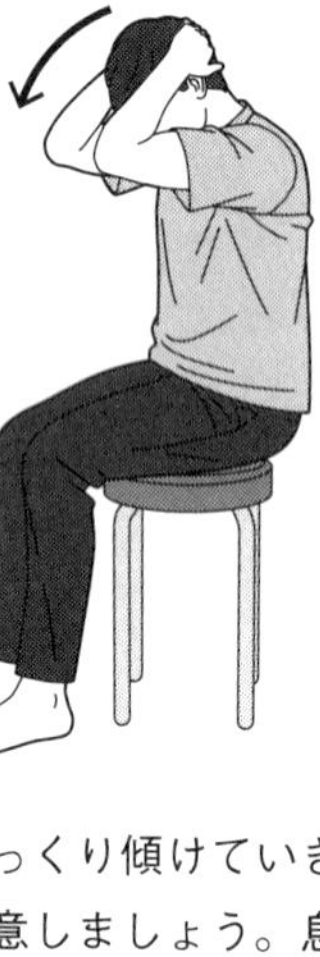

②そのまま首を前にゆっくり傾けていきます。このとき、猫背にならないように注意しましょう。息を止めないように意識して、30秒を目安に行いましょう。

(3)首と肩のストレッチ

簡単にできるのに、肩こりの解消する効果が抜群の首のストレッチです。

肩を上げ下げして、肩の緊張と弛緩を繰り返すことで、滞った血液が循環するようになり、リラックス効果もあります。

終わった後に、肩まわりがジワジワとほぐれてくるのを実感できる人も多いでしょう。

【首と肩のストレッチ】

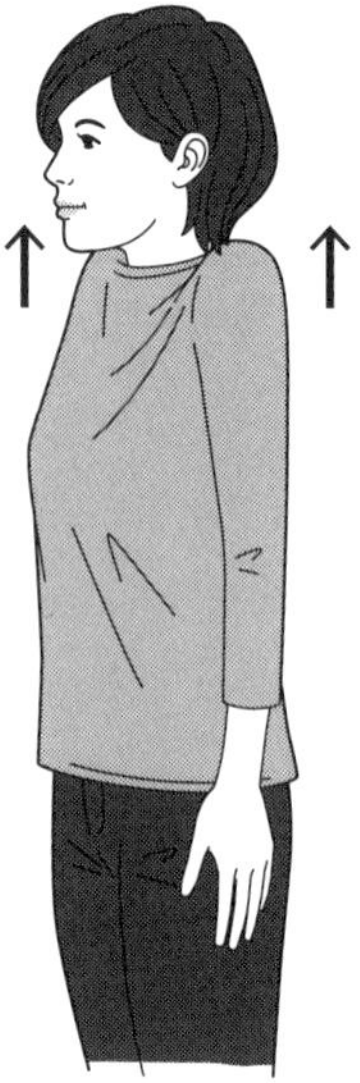

①両腕の力を抜き、下げた状態から、両肩を真っすぐ天井に向かって引き上げます。このとき、指や手首、ひじは脱力させることを意識しましょう。また、あごを上げてしまうと効果がなくなってしまうので顔は正面を向いたまま行うようにしましょう。

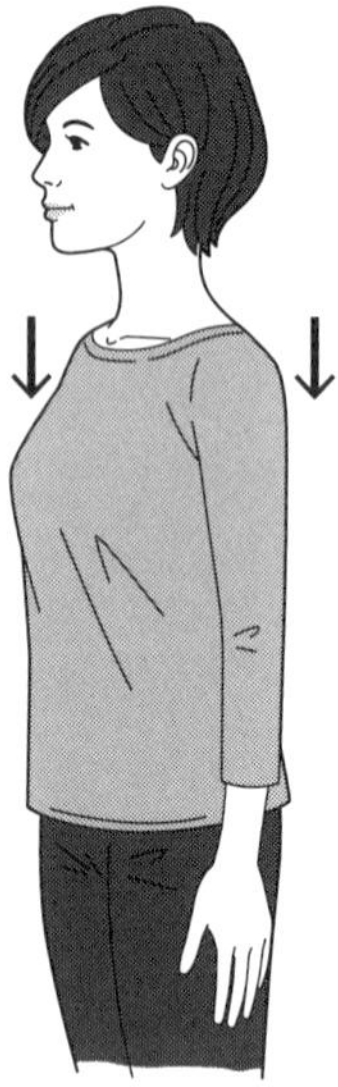

②上げた肩をそのままゆっくり下ろします。一気にストンと脱力させないようにしてください。15～20回を目安に行います。

(4)肩のツボ

肩こり解消に最適な肩のツボを四カ所紹介します。

肩のツボを押して痛い人は、肩こりがあることはもちろんですが、長時間のパソコン操作などで凝りやすい場所でもあることから、たいてい目も疲れています。

気がついたときに押すだけでも凝り固まった筋肉をほぐし、血流がよくなります。

これに加えて、Ｐ１０６の「首のツボ」で紹介した、「風池」「天柱」「合谷」も併せて押すと効果的です。

肩中兪《けんちゅうゆ》

位置：頭を前に倒したときに首の後ろに出る骨（第七頸椎）の少し下で、首の中心からそれぞれ左右に指３本分外側のところ。

効果：慢性化した肩こり。

肩井《けんせい》

位置：首の根元と肩の外側との、ちょうど真ん中あたり。

効果：肩こり解消、目の疲れ解消。

曲池《きょくち》

位置：ひじを曲げるとできるシワの一番はしの部分。

効果：首のこり解消、肩こり解消、頭痛、眼精疲労。

手三里《てさんり》

位置：「曲池」から指３本分、手の方向に進んだところ。

効果：首のこり解消、肩こり解消、四十肩。

【肩のツボの位置】

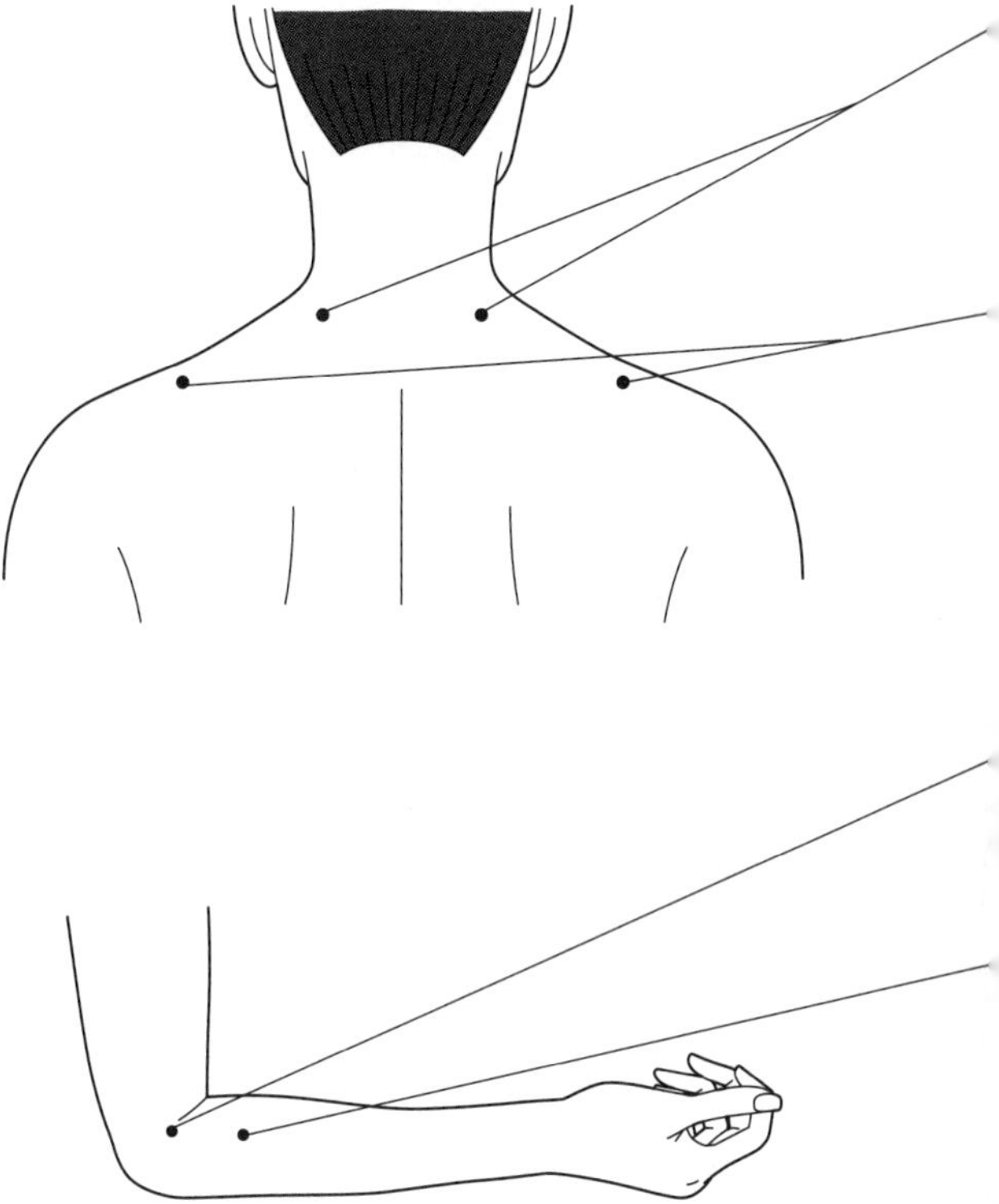

(5)肩のストレッチ

肩こりがある人は、肩甲骨まわりの血流が悪いのが特徴です。

ここでは肩甲骨を回して、動きをスムーズにし、肩の緊張を取るストレッチを紹介します。

(6)背中のストレッチ

パソコン作業などを長時間していると、顔がどんどん画面に近づき、猫背になっている人が少なくありません。

顔が前に出ることで、目に負担がかかるとともに、首の付け根から背中にかけての筋肉に負担がかかり、硬くなります。それによってさらに姿勢が悪くなり、目もより疲れやすくなる、という悪循環になってしまいます。

ストレッチで、首の付け根から背中にかけて伸ばして、ほぐしておきましょう。

【肩のストレッチ】

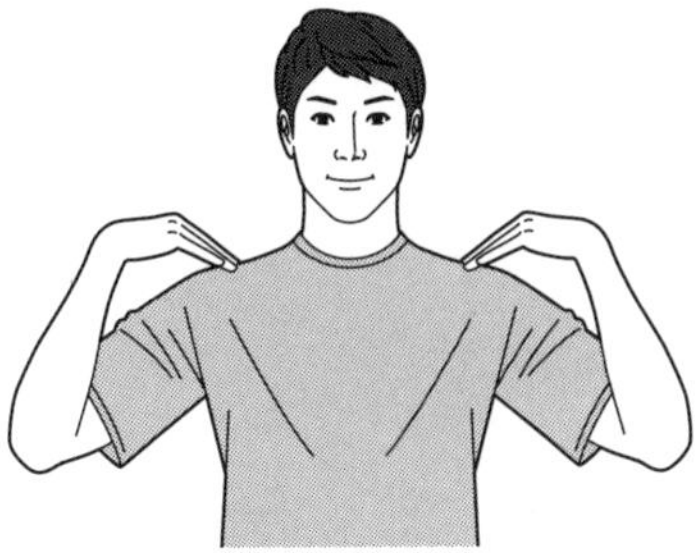

①背筋を真っすぐにし、両肩の上に指先を置きます。

②腕の付け根からゆっくり肩を大きく後ろに回します。

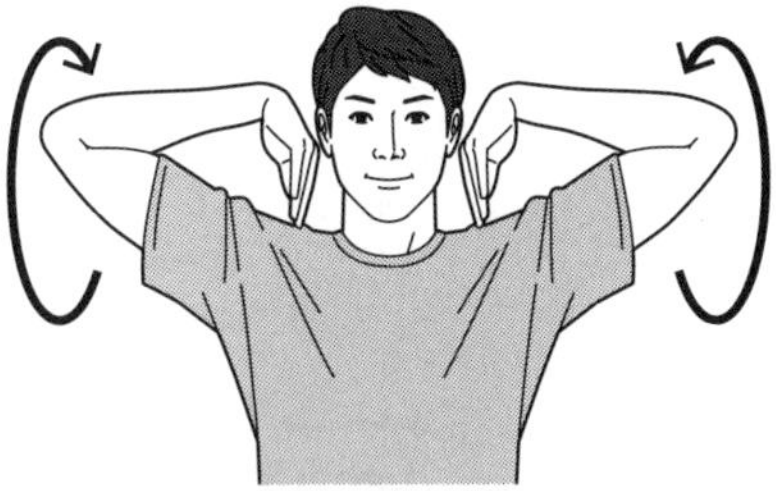

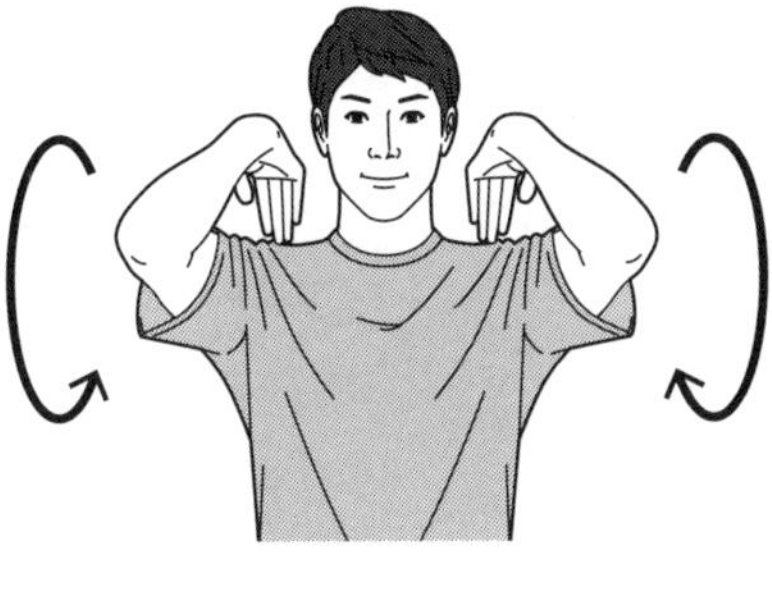

③②と同じように、肩を大きく前側に回します。②、③をそれぞれ20回繰り返します。

【肩のストレッチ】

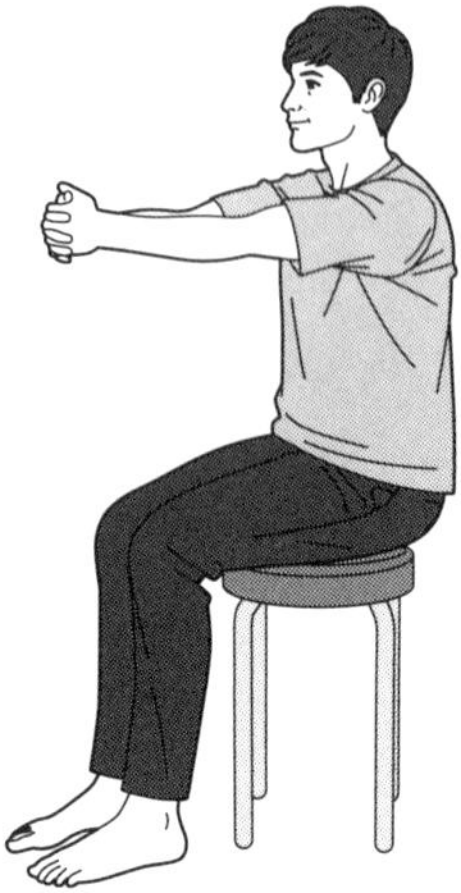

①両手を組んで、胸の前に真っすぐ伸ばします。

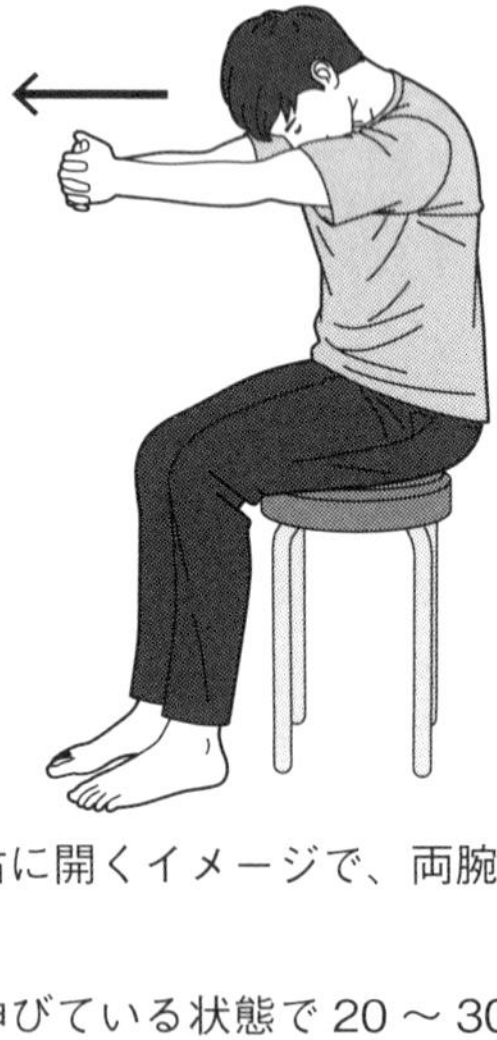

②肩甲骨を左右に開くイメージで、両腕をさらに伸ばしていきます。

③気持ちよく伸びている状態で 20 ～ 30 秒キープします。

(7)胸と背中のストレッチ

パソコンや家事など、前かがみになる姿勢を長く続けていると、体の前側、とくに胸部にある大胸筋のあたりが丸まり、血流が悪くなっています。

胸を開くこのストレッチで、背中や肩、胸の筋肉の収縮と弛緩が繰り返され、血流がアップします。

【胸と背中のストレッチ】

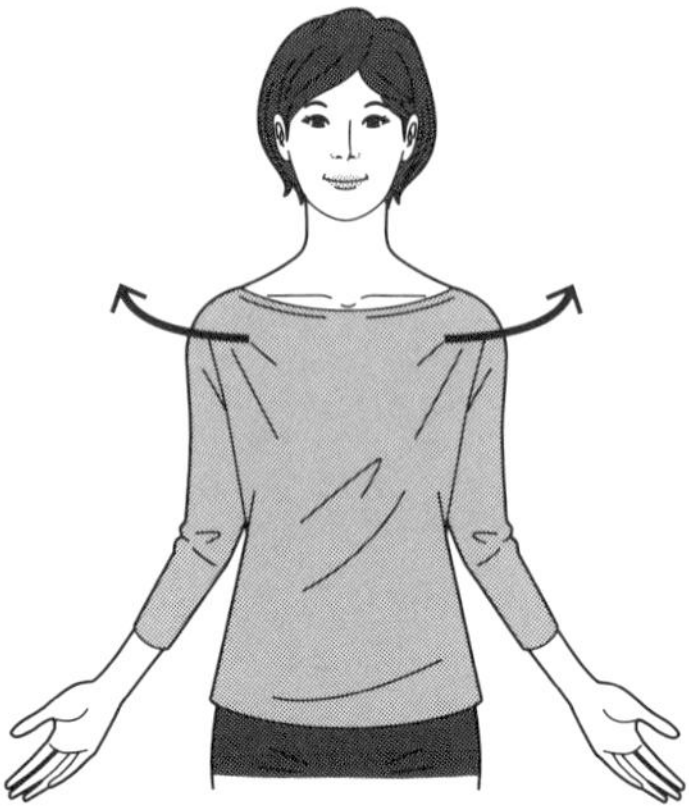

①胸を張り、背中の筋肉を縮め、10 秒キープします。

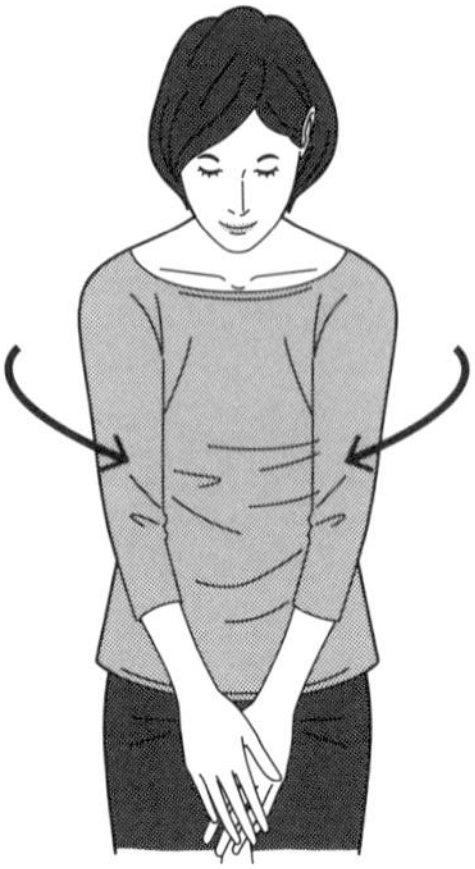

②胸を閉じ、背中の筋肉を伸ばして 10 秒キープします。①、②を 10 回繰り返します。

3章

スマホ、パソコン、テレビ…から眼と体を守る日常習慣

目と体を老化から守るスマホ、パソコン、テレビの見方

パソコンやスマホを長時間見続けることによる目への影響について、ここまで繰り返しお話ししてきました。

そうはいっても、現実的にスマホ、パソコン、テレビのない生活は考えられません。少しでも目の負担を減らし、目や全身の老化を遅らせるために、この章では、「目に優しい」日常生活を送るための実践ポイントを紹介していきます。

(1)視線を上手に「ずらす」と、目に疲れがたまらない

今、あなたがどんなに快適な環境で、正しい姿勢で作業をしているとしても、「同じ姿勢で長時間作業をし続ける」こと自体、目や体にとっては負担が大きくなります。目のピント調整機能は、一定の距離を長時間見続けることによって、どんどん低下していきます。

とくにパソコン作業の場合は、最低でも1時間に1回は目を休める必要があります。

「目を休める」＝「目を閉じる」と捉えている人も多いのですが、パソコンから目をそらして遠方を見るだけでもいいのです。

それも、わざわざ窓を開けて遠くの景色を見なくても、少し先を見るだけでも大丈夫。とにかくパソコンとの近距離に合わさったピントを調整するのが目的だからです。

休憩中に、2章で紹介したようなストレッチを行って、体のこりをほぐすのもおすすめです。

ついやってしまいがちなのが、休憩中だからとスマホを見てしまうこと。これではいつまでたっても目が休まりません。

現代は目を酷使している社会ですので、状況や疲れ具合によっては10分に一度程度、こまめに視線をずらしてあげることも大切です。多い気がするかもしれませんが、1回に数秒でよく、目の疲れを防ぐことになるため、むしろ仕事の効率が上がるはずです。

(2) スマホ、パソコンを見るときの基本

テレビやスマホ、パソコンのない生活がもはや考えられない以上、できるだけ目に負担をかけない画面の見方を知っておくことも大切です。

ポイントは三つあります。

まず一つ目は、長時間同じ姿勢で見続けないこと。これはすでにお話しした通りです。

二つ目は、暗いところで見ないこと。できるだけ周囲が明るいところで見るようにしましょう。とくに暗いところでスマホやパソコンの画面を見ると、室内の暗さと画面の明るさの差が大きいため、疲れを感じやすくなります。

一方、画面は明るすぎても目はまぶしさを感じるのでよくありません。明るい画面を見続けることは、たとえていうなら蛍光灯を見続けているようなもので、目にとってはかなり負担になります。

最近のスマホは使用環境の明るさを認識して画面表示が反転する（通常は白バックに黒文字であるのが、黒背景に白文字になる）機能が最初からついているので、これを利用す

るとラクに画面を見ることができます。

三つ目は、就寝前に見ないこと。これは1章でも紹介したように、睡眠ホルモンであるメラトニンの分泌が低下してしまうことにより、不眠につながってしまうからです。

(3)画面を上向きで見てはいけない！目の負担を軽くする設置法

ディスプレイは、見る角度によって目への負担が大きく変わります。

ディスプレイとの距離は40センチ以上（ワイド画面なら50センチ以上）が望ましいといわれています。

オフィスなどでは、ディスプレイに目を近づけて根を詰めて作業をしている人をよく見かけますが、これでは目が疲れるのも当然です。

適切な距離を守ったうえで、ディスプレイを見るときは、正面かやや下向きの視線で見るように画面の位置を設定しましょう。正面かやや下向きの視線は、目が疲れにくい角度です。

実際にやってみるとわかりますが、画面を見るときに上向きの視線になる場合は、目に力が入りやすく、目を見開いて見ることになります。また、目の露出面積も増えて乾燥するエリアが多くなります。これが疲れ目やドライアイの原因になるのです。

できれば、ディスプレイの高さや位置を調整できるパソコンが望ましいですが、無理なら、イスや机の高さを変えることで対応しましょう。

最近は、大画面のテレビが多くなりました。テレビの場合の適切な距離の目安は、画面の高さの約3倍といわれています。

たとえば、高さが約50センチの画面なら、1・5メートル以上離れて見ましょう。

その際の視線は、パソコンの場合と同じで、正面か、やや下向きになるようにします。

(4)パソコンの画面を適切な明るさにするコツ

ディスプレイを見るときに気をつけたいことに、画面の「輝度《きど》(明るさ)」もあります。目に適切な輝度は周囲の環境によっても変わります。

たとえば、晴れた日の屋外ではスマホの画面が暗くて見えにくくなるでしょう。これは画面が暗くなったのではなく、周囲が明るくなったために、相対的に画面が暗く感じるのです。

このように、画面は周囲の環境によって見えやすくなったり、見えづらくなったりします。

目に優しい明るさは、環境によって左右されるため、絶対というものはありませんが、厚生労働省が作成したガイドラインでは次のようになっています。

「ディスプレイを用いる場合のディスプレイ画面上における照度は500ルクス以下、書類上及びキーボード上における照度は、300ルクス以上とすること。また、ディスプレイ画面の明るさ、書類及びキーボード面における明るさと周辺の明るさの差はなるべく小

さくすること」（厚生労働省労働基準局「VDT作業における労働衛生管理のためのガイドライン」より一部抜粋）

つまり、ディスプレイの明るさと、書類やキーボード面の明るさ、室内環境の明るさを同じにすることが、最も目に優しいとされています。

わかりづらい場合は、ディスプレイに白地の文書ファイルを表示します。それと手元の白い書類などと比較してみましょう。両者の明るさをなるべく同じに近づけるようにすると、目への負担が軽くなります。

ディスプレイの輝度の調整については、今は自動で最適化してくれる機能がついているものもあるので、検討してみてください。

(5)ブルーライトを削減する設定法

ブルーライト対策としては、ディスプレイの設定でブルーライトを削減する方法があります。P128〜129にその一例を紹介してあります。また、パソコンやスマホを見るときに、専用のブルーライトカットの眼鏡を使うこともおすすめです。

パソコンやスマホの画面に、ブルーライトを軽減するフィルムを貼ってしまう方法もあります。

(6)画面への映り込み(グレア)を防ごう

電車の中でスマホを見ているとき、直射日光が当たって読みにくかったという経験はありませんか。

パソコンやテレビにおいても、同じような環境になっていると、目が疲れやすくなります。

たとえば、照明が部屋の中央にあり、背後からパソコン画面を照らしているケースや、別のディスプレイ画面が反射しているケース。リビングのテレビのディスプレイに直射日光が当たっているケース。光が映り込んだ画面を日常的に見ていることによって、知らず知らずのうちに目に負担がかかっています。

グレアとは照明用語の一つ。パソコン作業やテレビを見ているときなどに外光や照明が画面に映り込んで、その明るさが不快感や見えづらさを生じさせることです。

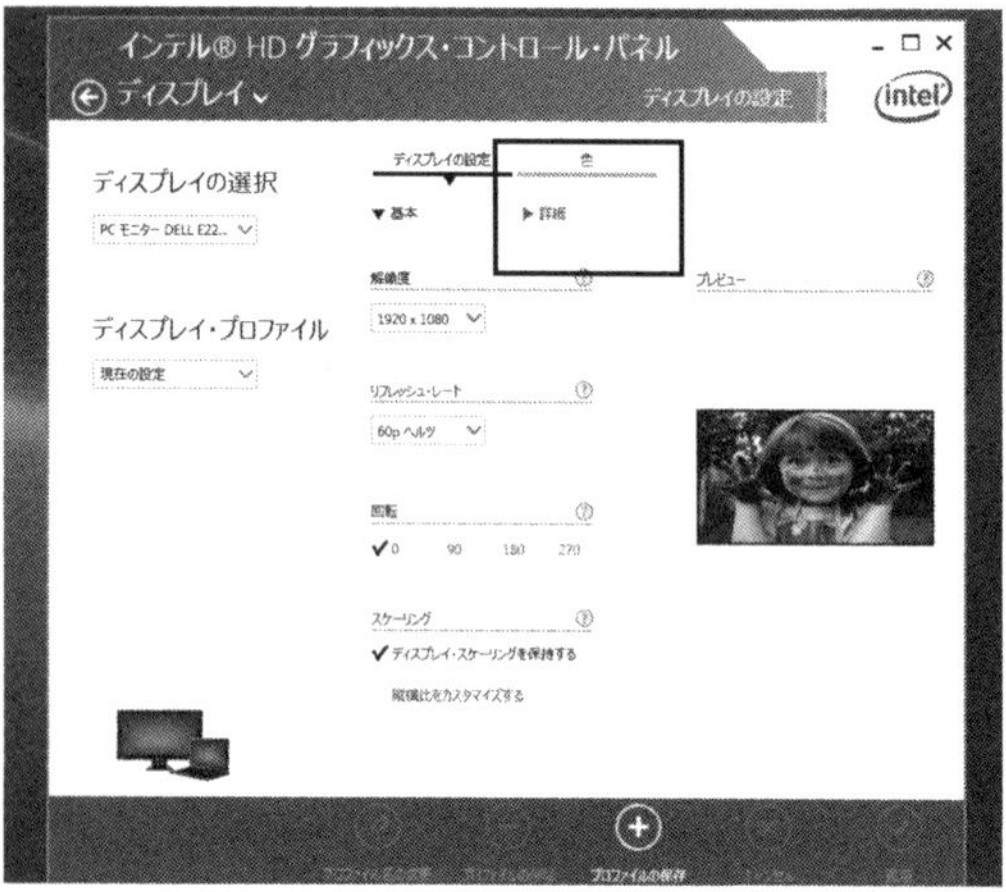

3.「色」を選択。

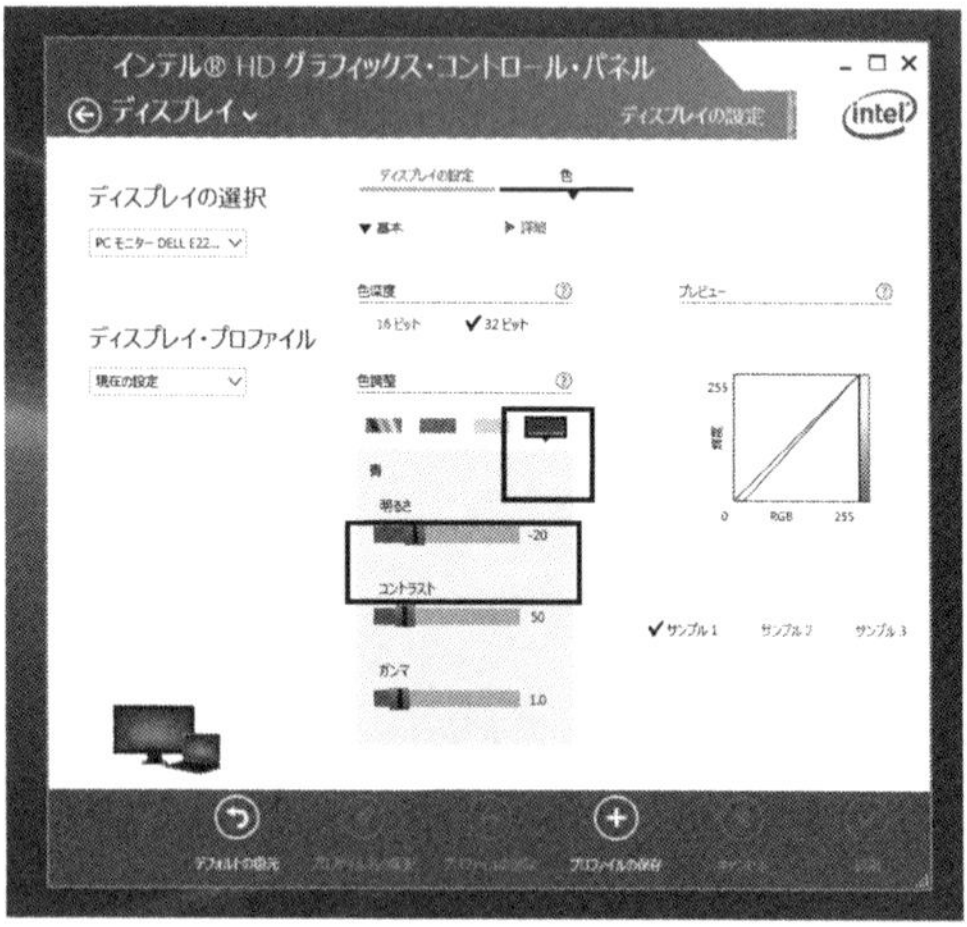

4.「青」を選択し、明るさのスライドバーを「−20」前後にするとよい。

※ただし、色味が変わるので最初は違和感を覚えるかもしれません。

(図表3－1) パソコン画面のブルーライトを削減する方法
(Windows/intel PC での一例)

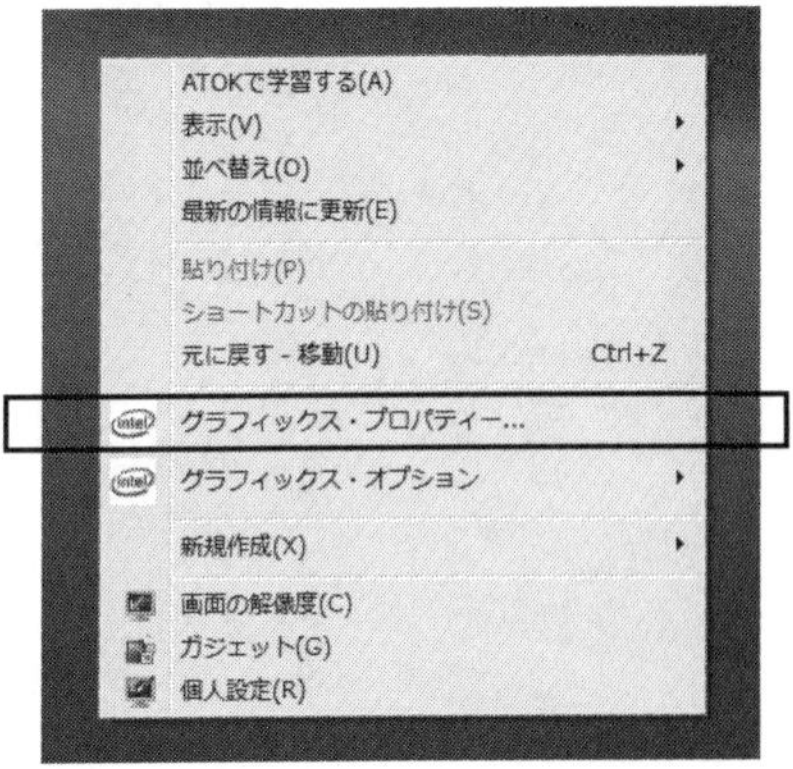

1. デスクトップ上の何もないところを右クリックし、「グラフィックス・プロパティー」を選択。

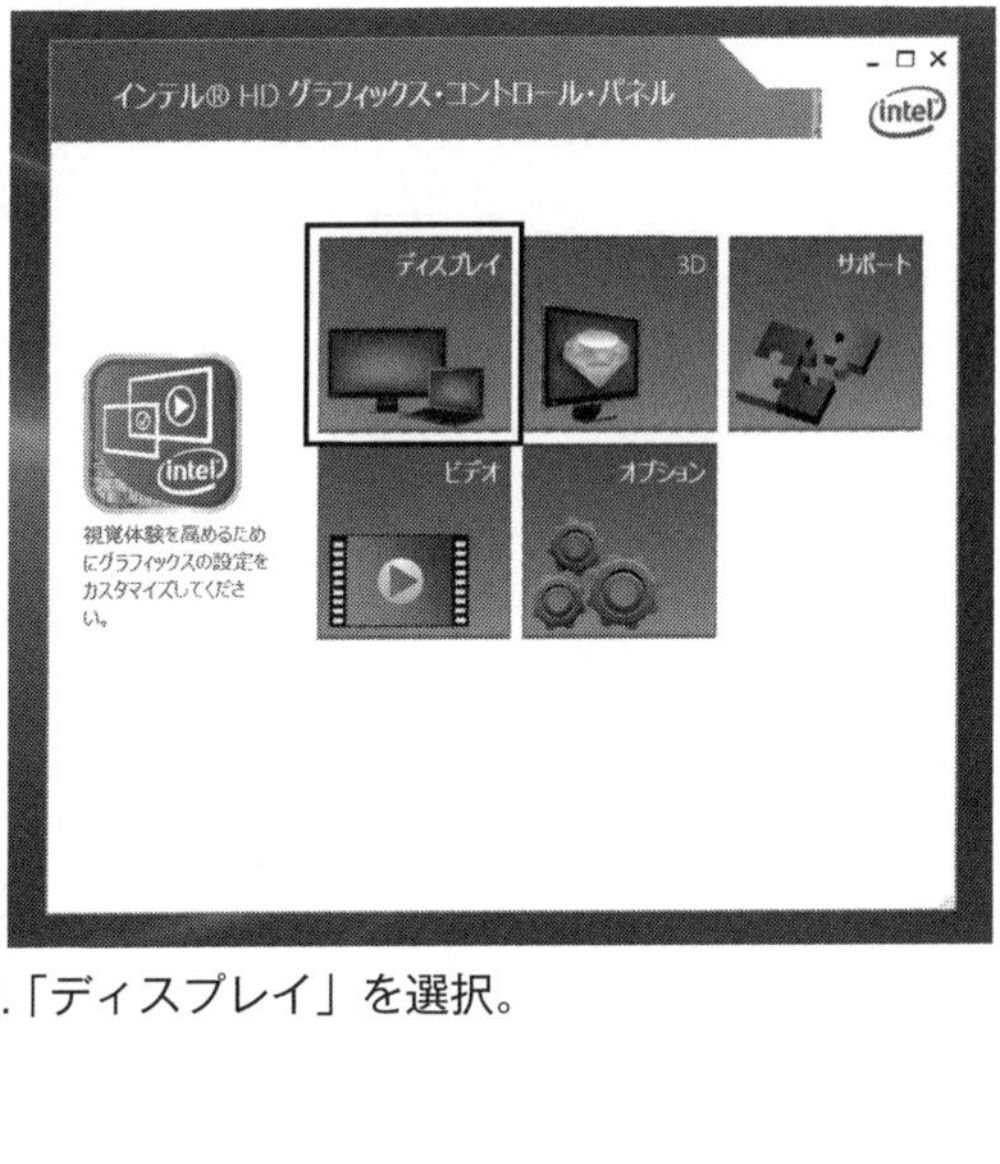

2.「ディスプレイ」を選択。

グレアを防ぐ簡単な方法をいくつか紹介しましょう。

まずは、ディスプレイを見る角度にもかかわってきますが、ディスプレイの位置を上下左右に動かしてみることが一つ。

直射日光が当たる場合は、カーテンやブラインドで窓からの直射日光が画面に映り込まないようにしましょう。照明が映り込んでしまう場合は、パソコンやテレビの位置や部屋のレイアウトを工夫するのも有効です。

また、表面の光沢を抑えたマット仕様の保護フィルムをモニターに貼り付けてグレアを防ぐことも可能です。

いずれもちょっとした工夫でできることばかりです。知らず知らずのうちに目を疲れさせてしまうことのないようにしたいものです。

(7) スマホの画面を適切な明るさにするには

スマホのディスプレイの明るさに気を使っている人は、はたしてどれくらいいるでしょうか。

パソコンについては意識しても、スマホについては初期設定のまま、という人がほとんどなのではないかと思います。

でも、パソコンやテレビ画面よりも小さく、電車や室内、屋内など、見る場所を選ばないスマホこそ、ディスプレイの明るさを適切にすることで、目の負担を大きく減らせます。

ここでは、iPhoneを例に、スマホのディスプレイの明るさの自動調節機能について説明しましょう。

①「設定」アプリを開き「壁紙/明るさ（画面表示と明るさ）」をタップします。
②明るさを調節するスライダを左右に動かし、「明るさの自動調節」をオンにします。

このとき、バーで調節した明るさが初期値となり、明るさが自動調節されることになります。

つまり、初期設定で、いかに自分好みの明るさにしておくかが大事なのです。

また、最近では色温度という概念がよく使われます。

ホテルの部屋などは暖色系で落ち着くように、オフィスでは寒色系で眠くならないようにしている、といったことを耳にしたことはないでしょうか。

光の色目を温度として表す際、ケルビン（K）という単位を用います。色温度の数値が高いほど青白っぽくなり、温度が下がるほど赤みを帯びてきます。

通常、ディスプレイの初期設定は６５００Kとなっています。明るめの蛍光灯が６５００K、ホテルなどのくつろぎスペースでは２５００〜３０００Kとしている場合もありますが、作業環境としては少なくとも３５００〜４０００Kは必要と考えます。

パソコンやスマホの画面としては５５００〜５０００Kあたりが妥当でしょう（ディスプレイでケルビン調整ができるものもあります）。

ちなみにテレビの画面初期設定が９３００Kですので、いかにテレビ画面が青みを帯びているかがわかると思います。

目が疲れたときにいいのは、冷たいタオルか？　温かいタオルか？

長時間のパソコンやスマホ作業で目が疲れたとき、どう解消しているでしょうか。

(図表3－2) スマートフォン画面の明るさ調節 (iPhone6の場合)

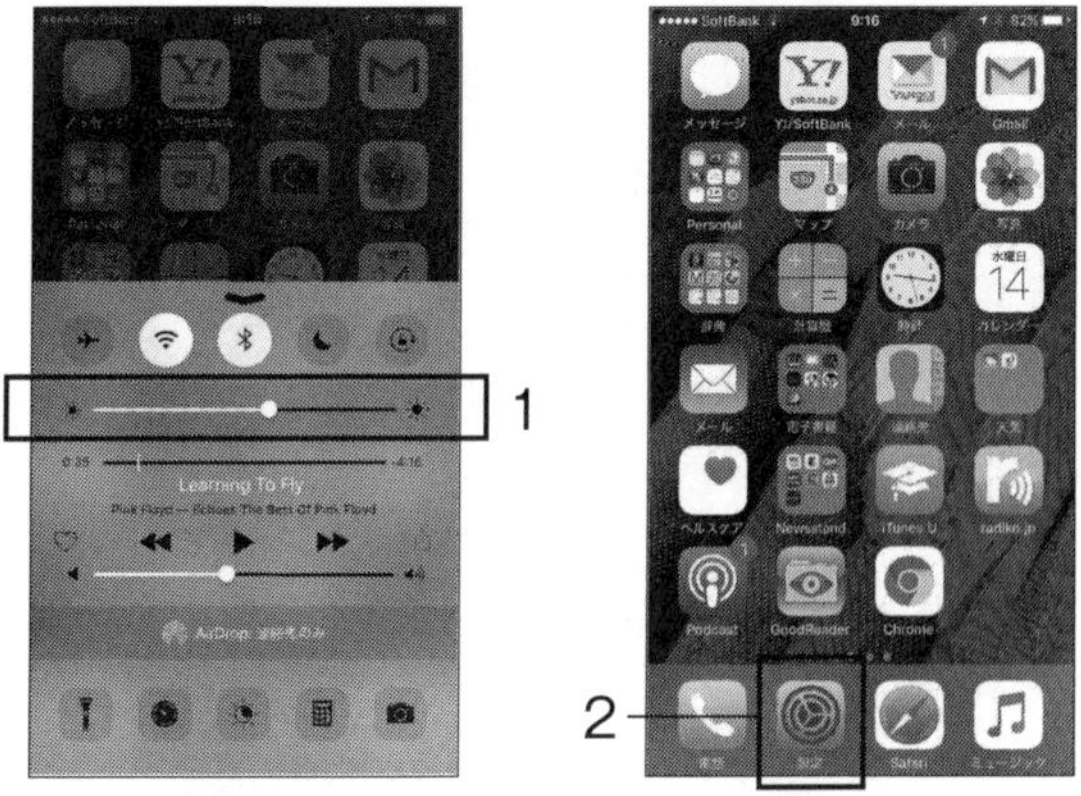

1. ホーム画面を下からスワイプして、画面の明るさのスライダで調節。
2. あるいは、「設定」アプリを開く。

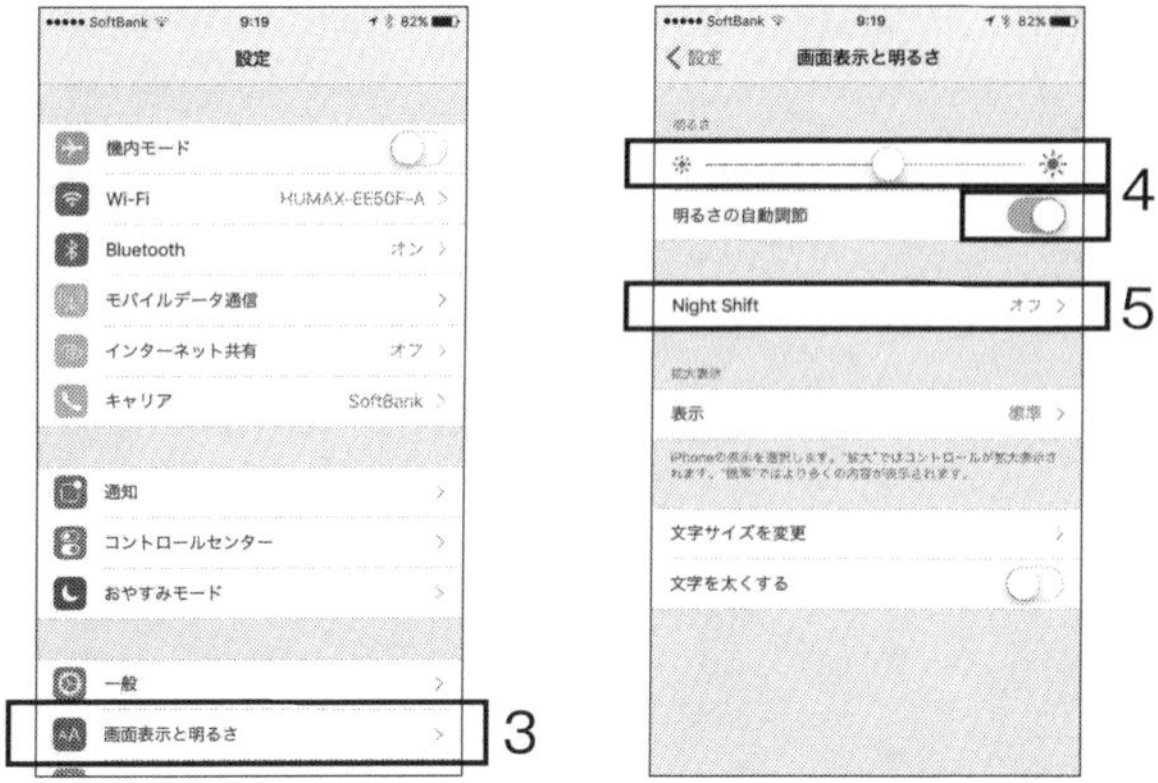

3. 「画面表示と明るさ」をタップ。
4. 明るさのスライダで調節し、「明るさの自動調節」をオンにする。
5. 「Night Shift」をオンにして、ディスプレイの色を時間指定で変化させる方法もある。

目を閉じて目を休ませる、パソコンやスマホから目をそらして、少し遠くを見る。今までご紹介してきたこのような方法も、もちろん効果はあります。

でも、もっと直接的で、簡単な方法があります。

それが「目を温めること」。

目を温めることで、パソコンやスマホなど、近くばかりを見て緊張し、凝り固まった目の筋肉（とくに毛様体筋）をリラックスさせ、休ませることができます。

理由は単純です。私たちが温かいお風呂に入れば、全身の血流がよくなり、リラックスします。それと同じで、目の周辺を温めることで、血流が上がり、緊張していた毛様体筋がゆるんでリラックスします。

同時に、自律神経のうち、緊張から交感神経が優位に立っていた状態から、リラックスすることで副交感神経が活性化し、自律神経のバランスが整ってきます。

つまり、目のバランスを整えることで体全体もリラックスしてくるのです。

目を温めるときには、ホットタオルが手軽で便利です。40℃くらいの熱さで10分程度がいいとされていますが、正確には計れないでしょうから、簡単な方法を紹介します。

①フェイスタオルを水道水などで十分に濡らし、固く絞る。
②500Wの電子レンジで1分温める。
③そのままではやけどしてしまうので、フェイスタオルを広げて、やけどしない熱さであることを確認する。
④目に当てる大きさにたたんで、目の上に乗せる。

あるいは、温かさをより長持ちさせるには、少し面倒ですが、次のようにする方法もあります。

①フェイスタオルを水道水などで十分に濡らし、軽く絞る。
②ラップでしっかり包む。
③500Wの電子レンジで2分温める。
④そのままではやけどしてしまうので、もう1枚のフェイスタオルなどで、しっかりと包む。かなり熱いので、やけどに注意！

⑤目の上に乗せる。

それでも冬などはタオルが比較的早く冷えてしまいます。冷えたままだと筋肉も冷えて逆効果になってしまいます。タオルが冷たくなる前に、もう一度同じ要領で温めるのがいいでしょう。

もちろん、1回だけでも効果は期待できるので、時間がないときは1回だけでも構いません。

最も効果があるのは、やはり時間をかけてじっくりじんわり温めることです。

その場合は、ホットタオルではなく、ドラッグストアなどで売られているあずきなどを素材にしたアイマスクなどの温めグッズを利用するのもいいでしょう。

一方で、目が疲れたときは、「目を冷やしたほうが気持ちがいい」という人もいるでしょう。

ひんやりしたタオルで目を冷やすと、シャキッとして、疲れが取れる気がします。ですが、それは一時的な気持ちよさにすぎず、血流を上げることにはつながりません。

毛様体筋はかえって緊張してしまい、血の巡りが悪くなってしまいます。

やはり、目のまわりの血行をよくするには、温めるのが一番です。

ただし、まぶたや目が熱い感じ（灼熱感《しゃくねつかん》）がするといった症状や、目が赤くなる、まぶたが腫《は》れているなど、炎症が疑われる場合は、早めの眼科の受診が必要ですが、まずは目を冷やす必要があります。

老眼鏡は早めに使ったほうがいい？　できるだけ使わないほうがいい？

老眼の症状が出てきたら、多くの人が、老眼鏡を使い始めるタイミングに迷うのではないでしょうか。

老眼鏡を使用すると、かえって老眼が進んでしまうと勘違いしている人が意外に多いのですが、これは間違いです。老眼の進行は、そんなことでは影響されません。

むしろ、老眼鏡を利用して今現在の「手元の見えづらさ」などの不快感を改善していくべきです。

実は目の調節力は、すでに20代から少しずつ右肩下がりに落ちていきます。

手元の文字を見るために必要な調節力に影響が出るのが、一般的には45歳前後になります。多くの人が、近くのものが見えづらくなったと自覚するのが、ちょうどこの時期というわけです。

そこから老眼の症状は加齢とともに進んでいき、白内障が完成するといわれている70歳くらいまで、進み続けるのです。

つまり、老眼を自覚し始めてから老眼鏡を使用しても、加齢によって老眼が進んでしまうことは避けられないのです。老眼鏡をかけたのに、さらに老眼が進行してしまったように感じるのは、こういうわけです。

実際は、老眼鏡をかけたことで老眼が進むわけではありませんから、「眼トレ」を続けつつ、日常生活を快適に過ごすための一つのツールとして、老眼鏡は積極的に利用すべきでしょう。

老眼鏡には大きく分けて二つのタイプがあります。

それが「単焦点レンズ」（老眼の「近見用」に合わせたもの）と、「多焦点レンズ」（1枚のレンズで複数のピントに合わせられるもの）です。

さらに多焦点レンズの中には、「2重焦点レンズ」（二つのピントに合わせられる）、「3重焦点レンズ」（三つのピントに合わせられる）、「累進多焦点レンズ」（遠用から近用まで、だんだんピントを合わせられる）の三種類があります。

どのタイプにも一長一短がありますが、「自分はまず何を見ることが多いか」「日常生活をどのように送りたいか」を考えて選ぶのがポイントです。

仕事で近くのものを見ることが多いのか、遠くも見えたほうがいいのか。また、遠くを見る際には眼鏡を取り外すなど、手間がかかってもいいのかどうか、などでしょう。

あくまで一般論になりますが、デスクワークや読書などを長時間にわたって行う場合、一定の距離の作業が続くため、単焦点近用眼鏡が適しています。

遠近を使用したい場合は、遠用5メートルで近用40センチの収差分散型がおすすめです。

書類とパソコン作業が多い場合は、近々（画面用50センチ、手元用30センチ）、中近（中を1メートル、近を40センチ）の累進屈折力レンズもいいでしょう。

老眼鏡に完璧なものはありませんが、自分にとってベストなものを選ぶことが大切です。

普段から眼鏡をしている人が老眼鏡を作る場合はさほど抵抗がないと思いますが、長い間コンタクトレンズを着けてきた人にとっては、眼鏡をかけることに抵抗があるでしょう。

少々ややこしいのが、近視用のコンタクトレンズをしている人の場合です。

軽度の近視の人の場合は、裸眼でちょうど近くがよく見える場合もあり、老眼鏡がいるのかいらないのか、よくわからない状態になる人もいます。

この場合は、いくつかの選択肢が出てきます。

①コンタクトレンズをしたまま、近くを見るときだけ老眼鏡をかける、②コンタクトレンズをやめて、遠近両用の眼鏡などにしてしまう、そして③老眼用のコンタクトレンズにする……などです。

老眼用のコンタクトレンズとは、遠近両用のコンタクトレンズのことを指します。

今は、さまざまなタイプのものがありますが、通常のコンタクトレンズと同じように、ハードタイプとソフトタイプに分かれています。また、手入れが面倒な人には、一日使い捨てタイプの遠近両用のソフトコンタクトレンズも出ています。好みや生活スタイルによって、実際に試してみるといいでしょう。

ただし、コンタクトレンズは老眼鏡のように簡単に取り外しができません。また、慣れるまでにも時間がかかる人もいます。使い勝手としては老眼鏡のほうがいいという人のほうが多い印象です。

いずれにしても、自己判断はせずに眼科を受診して十分に相談することが重要です。

目薬の効果を高める選び方・差し方

ドラッグストアには、たくさんの点眼薬が並んでいます。

「目が疲れたときは目薬を差してスッキリさせている」

「なんとなく習慣になってしまい、頻繁に目薬を差している」

こうした人は、注意が必要かもしれません。

たとえば、市販の目薬で「充血に効きます」と記載してあるものの中には、充血を取るために血管を収縮させて赤みを抑える薬剤が入っているものが多いからです。

病院などで扱われる処方薬と違って、市販されている目薬の場合、薬剤の使用に制限がありません。つまり、炎症を効果的に抑える薬剤を、市販薬に使用することが制限されているということなのです。

もし目が充血していたら、まず充血の原因を探ることが大切です。手軽に市販薬で充血を抑えるということは、臭いものにフタをしているのと同じで、危険な面もあります。

一時的に充血が収まったとしても、長期に使用することによって効きにくくなり、使用頻度が増えていくといった悪循環に陥ることもあります。使用するなら、どうしても早く赤みを取りたい場合のみにしましょう。

普段使用するなら、ドライアイ用の点眼薬は、目を保湿することが目的なので、比較的副作用が出にくいでしょう。防腐剤フリーならなお良しです。

いずれにしても、点眼薬の使用を考える際には、まずは眼科を受診することが大切です。

さて、ここで当たり前すぎて、実はあまりよく知られていない点眼薬の差し方についてもお話ししましょう。

①あごを上げて、天井を見上げます。
②その状態で下まぶたを軽く引っ張り、点眼薬の容器の先端が目の真上にくるように合わせます。
③②の位置からもう少し頭側（おでこ寄り）にずらして点眼します。
④点眼薬が目に入ったら、目を閉じて目頭を指の腹で3分くらい軽く押さえます。

こうするとうまく点眼できます。この際に気をつけることは、まつげやまぶた、目の表面に点眼薬の容器の先端が触れないようにすることです。触れてしまうと、バイ菌による汚染の原因になってしまいます。

また、点眼薬が目に入ったあと、まばたきをパチパチしてしまう人がよくいます。すると、薬剤が涙の流れとともに鼻のほうに流れていってしまいます。

目を閉じて3分くらい目頭を押さえる理由は、目に確実に浸透させるためです。1分で目に差した点眼薬の50％が浸透し、3分で約8割が浸透するという報告があるからです（5分あれば100％浸透します）。

また、よく就寝前の点眼はよくないのですか、という質問を受けることがあります。

むしろ、就寝前の点眼が有効な場合も多く、眼科医は就寝前の点眼薬を処方することもたびたびあるほどです。とはいえ、医師から指示された処方薬の場合はともかく、あえて就寝前に点眼する必要はないでしょう。

4章

眼と体の老化によく効く食べ物・食べ方

目の疲れや視力低下、老化に効く食べ物

目の老化予防には、食生活の見直しは欠かせません。

古代中国では「食と薬」を一体として捉えており、日本では「医食同源」という言葉がありますが、もともとは「薬食同源」の考え方に基づいたものであり、造語であるともいわれています。そういった考え方からも、私は「食」は「薬」として捉えてもよいと思っています。

口から入る食べ物は、体に一番影響しやすいですし、脅かすわけではないですが、口から入るもので失明するものさえあるのです。

視神経は脳と直接つながっている中枢神経であり、全身状態が悪くなれば目にも症状が出やすくなります。逆にいえば、目によい食べ物や食べ方というものはあると考えます。

ここでは老眼予防をはじめ、眼精疲労、目のさまざまな疾患を予防する効果のある食べ物をいくつか紹介します。

もちろん、これらの食べ物は目の老化に効くだけではありません。体の老化は目の老化

につながるので、全身のアンチエイジングとしても効果が高いものばかりです。

(1)ビタミンACE《エース》

目の調子が気になり始めたら、まず意識して摂《と》ってほしいのが、「ビタミンA」「ビタミンC」「ビタミンE」の三つ。合わせて「ビタミンエース」と呼ばれている栄養素です。

この三つは、とても抗酸化作用が強い栄養素です。

抗酸化作用については後で説明しますが、目にとって、酸化を抑えることは非常に重要です。

まず、ビタミンAはものを見るときの明るさを維持するために欠かせません。

ビタミンAは、網膜にある光を認識するロドプシンという物質を作るのに必要です。これが不足すると、明るいところから急に暗いところに入ったときに、ものが見えるのに時間がかかったり、暗いところでものが見えづらくなる夜盲症を引き起こします。

また、ビタミンAには粘膜や皮膚を正常に保つ働きがあります。角膜や網膜ももちろん粘膜ですから、これらの維持をするうえではとても重要です。

ビタミンAは鶏レバーや豚レバー、ウナギ、ニンジン、卵黄、ホウレンソウ、コマツナなどに多く含まれています。


ビタミンCは、水晶体の透明感を保つのに役立ちます。

加齢によって水晶体もだんだん白く濁ってきます。白内障などはまさにその状態ということです。

また、粘膜を強くする作用もあります。

ビタミンCはストレスやアルコール摂取、喫煙などでも大量に消費されてしまうので、お酒やたばこの習慣のある人は意識してたくさん摂りましょう。ビタミンCは水溶性で尿と一緒に排出されてしまうので、こまめに摂るのがおすすめです。

ビタミンCはピーマン、ブロッコリー、柑橘類《かんきつるい》、イチゴ、アセロラ、パプリカなどに多く含まれています。


最後にビタミンE。

ビタミンEには、毛細血管の血流をよくする働きがあるので、適切に摂れば見づらさの改善や疲れ目解消などの効果があります。

ビタミンEはアーモンドなどのナッツ類、アボカド、サケ、イワシ、カボチャなどに豊富に含まれており、ビタミンCと一緒に摂ることで、さらに抗酸化作用が高まります。

ただし、ビタミンAとビタミンEに関しては、摂りすぎに注意しましょう。水溶性であるビタミンCに対して、ビタミンAとビタミンEは脂溶性《しようせい》。過剰に摂取すると肝臓や脂肪組織などに蓄積されやすい性質があるのです。

いずれも「適度に、ほかの栄養素とのバランスをよく」を心がけましょう。

(2) アントシアニン

目に効く食べ物として、もはや「ブルーベリー」はすっかり有名になりました。

ブルーベリーはなぜ目にいいのでしょうか。

その答えが「アントシアニン」です。

アントシアニンはポリフェノールの一種です。ポリフェノールとは、植物に含まれる色素や苦み成分のことで、強い抗酸化作用があり、目を若々しく保つには欠かせないものなのです。その高い抗酸化力によって白内障の予防が期待されたり、前述のロドプシンの再合成を促進してくれたりします。

また、アントシアニンは、目の毛細血管の血流をよくして、毛様体筋の緊張をほぐす効果があるともいわれています。ですから、老眼予防はもちろん眼精疲労にも効果がありま す。

アントシアニンはブルーベリーよりもビルベリーに多く、そのほかではナス、ブドウ、紫イモなどの紫色の部分に多く含まれています。

(3)アスタキサンチン

目はもちろん、全身のアンチエイジングに作用すると注目されているのが「アスタキサンチン」です。

サーモン、エビ、カニ、イクラなど赤色の魚介類に多く含まれています。

アスタキサンチンのパワーは絶大で、その抗酸化力は、ビタミンEの550〜1000倍もあります。この抗酸化作用により、全身のアンチエイジング効果が高いとされているのです。

もちろん、目に関してもピント調節機能をスムーズにする、白内障の予防などの効果があります。

(4)タウリン

タウリンはアミノ酸の一種で、タコやイカ、カキ、アサリ、ホタテ、サザエなどの貝類や、魚の血合いなどに含まれています。

アスタキサンチンといい、タウリンといい、目を若返らせるのに魚介類は効果的な食材です。

タウリンは、肝臓の解毒作用を強化する、心臓を強くする、血圧を安定させる、悪玉コレステロールを排出する、インスリンの分泌をよくするといった働きがあります。

その働きを見ればわかるように、目にも悪影響を及ぼす生活習慣病の予防に非常に効果的なのです。

目の老化に関していえば、加齢による水晶体の濁りの予防になるため、白内障の進行を抑える働きが期待できます。

また、加齢黄斑変性（付章参照）の予防や、網膜の障害を改善する効果も期待されているので、ぜひ積極的に摂ってください。

タウリンはビタミンC同様、水溶性の栄養素なので、水に溶けやすい性質があります。煮物にして食べるときは煮汁ごと摂るようにするといいでしょう。

(5) DHAとEPA

DHA（ドコサヘキサエン酸）とEPA（エイコサペンタエン酸）は、サバ、サンマ、イワシなどの青魚の脂肪分（脂質）に多く含まれていることでよく知られている栄養素です。

青魚に含まれる脂質は、オメガ3《スリー》系の体にいい油に分類されるものです（体にいい油については、この後詳しく説明します）。

この良質な油は、血液をサラサラにして、悪玉コレステロールを減らして善玉コレステロールを増やす働きがあります。

目に関しては、角膜の柔軟性を高め、涙の量を増やしてドライアイの改善効果があるといわれています。青魚をしっかり摂って、目に潤いを取り戻していきましょう。

(6)ルテイン

ルテインは、目の網膜を光から保護してくれる作用があります。

ブルーライトなどの光をブロックする作用があるため、現代人にとっては欠かせない成分です。

ルテインはもともと水晶体や黄斑部（目の網膜の中心部）に存在している成分ですが、加齢とともに減ることがわかっています。また、長年の酸化ストレスやブルーライトでダメージを受けると黄斑部は変性し、加齢黄斑変性につながりやすくなると考えられます。

ルテインを積極的に摂ることで強い光から目を守り、加齢黄斑変性はもちろん、白内障や緑内障を防ぐことが期待できるのです。

ルテインはケールの入った青汁やホウレンソウ、ブロッコリー、インゲン、ニンジン、パセリ、納豆などに含まれていますが、最近では目の作用に注目され、サプリメントとしても多く発売されています。

(7)ルチン

今、ルチンの効果が大変注目されています。

ルチンは「目のビタミン」とも呼ばれ、そば粉に多く含まれていることはよく知られています。

それは、網膜に張り巡らされた毛細血管の壁を強くする働きがあるからです。血管を強化するという意味では、動脈硬化などの血管にかかわる病気のリスクを減らす効果もあります。

また、強力な抗酸化作用があるため、白内障の予防も期待できます。

ルチンは水溶性なので、そばを食べるときはそば湯も飲むと、より多くのルチンが摂れます。そばのほかには、ホウレンソウやアスパラガス、ケール、柑橘類やサクランボ、モモなどに含まれています。

また、ルチンはビタミンCの吸収を促進する力を持っているので、ビタミンCと一緒に摂ることで、両方の栄養素の効果が高まります。

(8) ケルセチン

ケルセチンという名前を聞いたことがある人はまだ少ないかもしれません。

ビタミンPとも呼ばれるポリフェノールの一種で強い抗酸化作用があり、目の若返り効果があります。また、白内障の発症原因とされている紫外線から目を守ってくれる成分でもあります。

さらに、血液をサラサラにし、血流をよくする効果があるといわれているので、老眼の予防、疲れ目の予防はもちろん、生活習慣病の予防なども期待できるでしょう。

リンゴ、ミカン、ブドウなどの果物に多く含まれていますが、キャベツ、ニンニク、ホウレンソウ、そしてとくにタマネギの外側の皮（茶色い部分）にも多く含まれているといわれています。

（9）ビタミンB

先にビタミンACEについて紹介しましたが、目にとってはビタミンBも大切な栄養素です。その働きは、目の疲労回復効果。

ビタミンBはビタミンB群と呼ばれるように、いくつか種類がありますが、とくに注目したいのがビタミンB_1、B_2、B_6、B_{12}の四つです。

ビタミンB_1は不足すると疲れやすくなります。目も同じで、しっかり摂取することで目の疲労回復につながります。ビタミンB_1を多く含む食材には、玄米や胚芽米などの未精製の穀類や豚肉などがあります。

ビタミンB_2は脂肪の代謝を助ける働きがあります。脂肪は皮膚や粘膜の材料。十分に摂ることで、角膜や網膜などを健康に保ちます。そのほか目の充血の解消や、見えやすさの維持といった働きもあります。

ビタミンB_2は卵、納豆、レバーなどに多く含まれています。

ビタミンB_6はたんぱく質や脂質の代謝を助けます。

水晶体の毛様体筋の主な成分はたんぱく質。その代謝を助けるのがビタミンB_6なのです。老眼予防には欠かせない栄養素といえるでしょう。

多く含まれる食材は、マグロ、サンマ、カツオなどの魚類やレバー、バナナなどです。

最後にビタミンB_{12}は、血を作る助けをする働きがあります。

ビタミンB_{12}を摂取することで血流がよくなり、目に十分な酸素と栄養を届けてくれます。

また、視神経などの情報伝達をスムーズにする作用もあります。

ビタミンB_{12}は、レバーや魚介類、牛乳などに多く含まれています。

目と全身の老化を防ぐ食べ物

・目も体も老化予防は何より「抗酸化」

老化に効く食べ物のキーワードは、これまでもたびたび出てきた「抗酸化」です。

私たちの体は、「酸化」することで老化が進んでいきます。

酸化とは、わかりやすく言い換えれば「サビる」こと。金属が時間とともに茶色くサビるのと同じように、私たちの体も酸化によってサビていくのです。

サビの原因は「活性酸素」。活性酸素は、人間の体にあらゆる悪影響を及ぼします。

酸素がないと人間は死んでしまいます。呼吸することで酸素を取り入れて私たちは生きていますが、余った酸素は、酵素によって体内で無害化されますが、それでもさらに余った活性酸素は、私たちの血管や細胞を傷つけ、老化を促進してしまうのです。

私たちの体には、もともと活性酸素の悪さを防御するシステムが備わっていますが、加齢や偏った食生活、ストレス、紫外線、喫煙、飲酒などが要因で、活性酸素が過剰になると、対応しきれなくなってしまうのです。

とくに「光」を取り入れることが仕事である「目」は、つねに活性酸素の恐怖にさらされている器官といっても過言ではありません。

この「酸化」に「抵抗」し、体内から活性酸素の過剰発生を抑える働きをしてくれる物質が、「抗酸化」物質です。つまり、抗酸化作用が強い食べ物を食べて、体内の抗酸化作用を高めていくのです。

・抗酸化作用が強い食べ物には

抗酸化作用が強い栄養素と、それが多く含まれる食べ物については、すでに前項で紹介した通りです。

たとえば、緑黄色野菜（カラフルな野菜や果物）や魚類、海藻類、果物などに多く含まれるビタミンACEは、抗酸化力が強い栄養素の代表です。

ここでは、すでに紹介したもの以外で、抗酸化作用が強い食材や成分をいくつか紹介しておきましょう。

・緑茶……緑茶などに多く含まれるカテキンには強力な抗酸化作用があります。
・キノコ類……シメジ、シイタケ、エノキダケ、ナメコ、マイタケ、エリンギなどのキノコ類は、低カロリーなうえに、食物繊維やミネラルも豊富です。
・イソフラボン……ポリフェノールの一種。豆腐や納豆など、大豆製品に多く含まれています。
・ゴマグリナン……ゴマに含まれ、活性酸素を撃退するパワーがあるといわれています。
・クルクミン……抗酸化物質の一つで、肝臓の働きを助けます。ウコンに豊富に含まれています。

・「抗糖化」対策も重要

「酸化」とともに老化の原因とされているのが「糖化」です。
酸化は「サビ」と表現しましたが、糖化をひと言でいうと「コゲ」です。
糖化とは、たんぱく質が糖と結びつくことで変性した状態です。

たんぱく質が糖化するとAGEs（最終糖化産物）という物質に変化し、これが体の中で悪さをします。

たとえば、砂糖水を煮詰めると、キャラメル状になります。また、ホットケーキを焼くと、茶色くなります。炊いたばかりの白いごはんを放置しておくと、褐色に変色します。これらもみな、糖化現象です。

これと同じことが人間の体でも起こっているのです。

糖化が引き起こす病気の代表が糖尿病です。糖尿病は重症化すると、最終的にいろいろな臓器に影響を及ぼします。目に関していえば、最悪の場合、失明にまで至ってしまうのです。

また、皮膚が糖化を起こせば、ハリの低下やたるみにつながり、血管が糖化すれば動脈硬化に、骨が糖化すれば骨粗鬆症《こつそしょうしょう》に、脳が糖化すればアルツハイマー型認知症につながっていきます。

もちろん、加齢とともに目も糖化していきます。

水晶体の中にもたんぱく質は存在します。それが白内障にもつながっていきます。

酸化と同様、私たちが生きている限り、糖化を完全に防ぐことはできませんが、糖化を遅らせることはできます。

それが、食生活で糖質の過剰摂取、つまり食後の急激な血糖値上昇を防ぐこと。食後に血糖値が急激に上がるのを避けることが重要なのです。

糖質を摂りすぎてしまうと、結果的に高血糖の状態が続きます。通常、だれでも食後には血糖値が上がりますが、時間の経過とともに一定の値に下がって安定します。

ところが糖質ばかり摂っていると、やがて血糖値が下がりにくくなり、処理しきれない糖質はたんぱく質と結びついて、「糖化」が起こり、老化を一層進めてしまうのです。

糖質が多く含まれているのは、甘いものだけではありません。

お米やパン、うどんやラーメンといった麺類などの炭水化物、ジャガイモやサトイモなどのイモ類、イチゴやバナナなど糖分の高い果物、清涼飲料水、ビールや日本酒などのアルコールなどたくさんあります。

ただ、後で述べますが、糖質の過剰摂取は糖化を進めてしまうものの、糖質自体は貴重なエネルギーでもあります。糖質＝悪ではないのです。

まず、スイーツなどの嗜好品から減らしてみるといいでしょう。

・抗糖化作用が強い食べ物には

糖化物質を体にため込まないためには、糖質の摂りすぎを予防すること、糖化した食品を口に入れないことが一番ですが、抗糖化作用が強い食材を摂るように心がけることも効果的です。

では、糖化を防ぐ抗糖化の食材にはどのようなものがあるのでしょうか。

それは、たんぱく質が糖化した際にできる物質である、ＡＧＥｓ（最終糖化産物）の吸収を抑える栄養素を摂ることにつながります。

「食物繊維」を多く含む食材は、その代表です。

たとえばワカメ、昆布などの海藻類や納豆などの豆類、キノコ類などが挙げられます。

また、野菜は全般的に食物繊維が多いだけでなく、抗酸化物質である栄養素も多く含んでいます。

「野菜をたくさん食べてください」といわれると、当たり前のように思われるかもしれません。でも抗酸化、抗糖化などアンチエイジングの観点からも、やはり何度でも「野菜はたくさん食べて」といわざるを得ないのです。

ただし、野菜の中でも根菜類は比較的糖質が高い食材なので、食べすぎないようにしましょう。

食物繊維のおすすめの食べ方は、食事の前に食べること。食物繊維を先に食べておくことで、その後で食べる糖質の吸収をゆるやかにしてくれるからです。

・いま流行の「炭水化物抜き」をすすめない理由

体内の糖化を防ぐためには、糖質（炭水化物）の摂りすぎに気をつける必要があります。

そこで、最近話題になっているのが、ごはんやパンなどいわゆる炭水化物を抜く「糖質制限ダイエット」です。

実際、そのダイエット効果は高いといわれ、実践している人も少なくありません。

実をいうと私（日比野）も、糖質制限ダイエットをしていたことがありました。

効果は絶大で、体重も落ち、ダイエットは成功したかのように見えました。ところが、やせて喜んでいたところ、ある朝起きると、右手と右足が動かなくなっていたのです。急いで救急車を呼んで診察を受けました。

診断は脳梗塞の一歩手前の一過性脳虚血発作でした。幸いすぐに症状は改善しましたが、この経験が、完全な糖質制限をやめるきっかけになりました。

食事はあくまでもバランスが大事です。

糖質を極端に制限することで、体内の脂質が占める割合が高くなってしまうと、さまざまな病気のリスクを高めることがあります。

糖質を摂りすぎるな、といっておきながら矛盾するようですが、糖質はエネルギー源としなくてはならないものであり、完全にカットするのは危険だと私は考えています。

もちろん、糖質制限＝NGということではありません。

行うのはあくまでも「ゆるやかな糖質制限」です。糖質を「摂りすぎない」といったのは、このような意味があるのです。

たとえば、朝昼晩、ごはんやパン、麺類などの主食を一切抜くのはおすすめしません。それよりも、夕飯のごはんをお茶碗一杯ではなく半分にしたり、甘いスイーツを控えたりする、ゆるやかな糖質制限なら、無理なく続けられるのではないでしょうか。

三大栄養素である糖質と脂質、そしてたんぱく質をしっかり摂り、加えてビタミンとミネラルもしっかり摂ること。当たり前のことですが、何か一つの栄養素をすべてカットしてしまうことや、何か一つの栄養素ばかり摂り続けることなど、栄養バランスを崩すのは、かえって老化を早めてしまうことになるのです。

・体にいい油の摂り方

糖質と脂質、たんぱく質が三大栄養素だとお話ししました。ここでは脂質に注目してみましょう。

脂質＝油＝太る、というイメージをいまだに持っている方もいるかもしれません。

たしかに油は、単位当たりのエネルギーが高い栄養素です。たとえばたんぱく質が1グラムあたり4キロカロリーであるのに対して、脂質は9キロカロリーあります。

だからといって脂質を制限してしまうのは危険です。脂質はなんといっても、体を動かすエネルギー源であり、体温を保ち、血液成分になるほか、ホルモンを作る材料でもあります。

ただ、油ならなんでもいいというわけではありません。油を摂る際に注意してほしいのは、体にいい油を摂ること。

油には大きく分けて、飽和脂肪酸《ほうわしぼうさん》と不飽和《ふほうわ》脂肪酸の二種類があります。飽和脂肪酸は肉やバターなど、動物性の脂肪に多く含まれています。

一方の不飽和脂肪酸は、化学構造の違いにより「オメガ3系」「オメガ6系」「オメガ9系」「トランス脂肪酸」などに分けられます。

この中で積極的に摂ってほしい油は、オメガ3系の不飽和脂肪酸です。オメガ3系とオメガ6系は、人間の体内では作られないことから、食事から補わなければならない「必須脂肪酸」です。

ただし、大豆油やコーン油、サラダ油などのリノール酸であるオメガ6系に関しては、現代人はむしろ摂りすぎであるのが現状なので、意識して摂ろうとする必要はありません。

オメガ6系とオメガ3系は、バランスよく摂ることが大事なのですが、今、圧倒的に不足している油こそが「オメガ3系」なのです。

オメガ3系の脂質は血液をサラサラにして脳の働きを高め、体内の炎症を抑えてくれます。そのため、生活習慣病の予防のほか、ダイエットや美容などにもおすすめです。

また、オメガ3系の脂質はドライアイに効果的だといわれているので、眼のアンチエイジングにも欠かせません。

P152で青魚の脂肪分に多く含まれると紹介した「DHA」や「EPA」は、ともにオメガ3系の脂質に分類されます。

また、α《アルファ》-リノレン酸もオメガ3系の脂質で、亜麻仁油《あまにゆ》、えごま油、シソ油などに多く含まれています。

これらを積極的に摂りましょう、といえば簡単ですが、オメガ3系の油は比較的高価なうえに、熱に弱いため、加熱すると酸化してしまうので、加熱調理には向きません。

ただ、老化を遅らせるという意味では、多少高価でもいい油を摂る価値は代えがたいものがあります。理想はオメガ3：オメガ6の摂取比率が1：4といわれていますが、最近では1：1が一番良いともいわれており、オメガ3は積極的に摂りましょう。

すぐにできることといえば、なるべく青魚を食べるようにすること、ドレッシングに混ぜるなど加熱しないで食べられる方法で毎日少しずつでも取り入れることでしょう。

目と全身の老化を防ぐ食べ方

・「セカンドミール効果」を利用して、目にも体にもいい食生活を

先ほど、「糖化」が老化の原因になること、予防のためには糖質の摂りすぎに注意することをお話しししました。

ここでは、目と全身の老化を遅らせるための食べ方を紹介しますが、まず、これだけ覚えておけば大丈夫、というキーワードをお伝えします。それは、

「食後の血糖値の急上昇を防ぐ」

老化を防ぐ食べ方のポイントはこれだけです。

あらためて、なぜ、血糖値の急上昇がよくないのかを説明しましょう。

血糖値とは、血液中に含まれるブドウ糖の濃度のこと。ブドウ糖は、私たち人間の大切なエネルギーです。血液中のブドウ糖は、血糖値を下げる働きをするインスリンというホルモンによって細胞内に取り込まれ、細胞内でエネルギーとして利用されます。

もともと私たちの体には、血糖値を一定の範囲に調整する機能が備わっています。血糖値は食事の後に上がりますが、すい臓からインスリンが分泌され、血糖値を下げるように作用します。

ところが、糖質を摂りすぎてしまうなど、食べる量や食べるものによって、血糖値が急上昇してしまうことがあります。すると、インスリンは血液中のブドウ糖を処理しきれなくなり、血糖値が下がらない状態（高血糖）が慢性的に続くようになります。

この状態が続けば当然、体内では「糖化」現象が起こりやすくなります。さらには、高血糖の状態がずっと続く糖尿病にもつながってしまいます。

糖尿病になれば、すでに紹介したように、糖尿病網膜症などの目の疾患につながる可能性もあるのです。

では、どうすればいいのでしょうか。

私がおすすめしているのが「セカンドミール効果」を利用することです。

セカンドミール効果とは、最初に摂る食事（ファーストミール）が、次に摂る食事（セカンドミール）の血糖値上昇に影響を及ぼすことをいいます。

たとえば、その日の一回目の食事である朝食に血糖値を上げにくい食事をすることによって、二回目の食事である昼食後の血糖値を上げにくくすることができるのです。

似たような食事法である「食べる順番ダイエット」は知っている人も多いでしょう。最初に野菜やスープなどの食物繊維が豊富で低カロリーのものを食べて、次に肉や魚などのたんぱく質、最後にごはんなどの糖質を食べる方法です。食べる順番を工夫することによって、血糖値の急激な上昇を防ぐ食べ方を提案したものです。

この「食べる順番ダイエット」以上に、効果があるといわれているのが、セカンドミール効果なのです。

・GI値を知って老化を防ぐ

そこで知っておいてほしいのがGI値という数値です。GI値とはGlicemic Index（グリセミック・インデックス）の略で、食後血糖値の指数で、血糖値がどれくらいの指数で上がるかを示したものです。

GI値が高いほど血糖値は急激に上がり、低ければ血糖値はゆるやかに上がります。つまり、食事の際は、なるべくＧＩ値が低い食べものを選ぶことがポイントになります。具体的には、主食なら白米や食パン、うどんよりは胚芽米や玄米、全粒粉《ぜんりゅうふん》のパンや、そばのほうがＧＩ値が低くなっています。

野菜は基本的にＧＩ値が低いのですが、ジャガイモ、ニンジン、カボチャ、サトイモ、サツマイモ、レンコンなどはＧＩ値が高いので注意が必要です。

ＧＩ値のことがわかったところで、セカンドミール効果の話に戻しましょう。

１回目の食事（朝食）でＧＩ値が低い食品を摂ることで、２回目の食事（昼食）の後も血糖値を上げにくくすることができます。

もちろん、一回一回の食事では、食べる順番に気をつける食べる順番ダイエットも悪くはありません。

ただ、一回の食事の中で食べる順番を変えたところで、食べているうちに胃の中で混じってしまいます。忙しくて時間のない中であわただしく昼食を食べる場合は、「食べる順番」に気をつけても、効果が半減してしまうのです。

そこで私がおすすめしているのが、昼食の30分以上前に、ナッツやチーズを食べておく

(図表4－1) 主な食品のＧＩ値

米・穀物類	ＧＩ値
もち	85
精白米	84
胚芽米	70
玄米	56

パン類	ＧＩ値
菓子パン	95
食パン	91
ライ麦パン	58
全粒粉パン	50

めん類	ＧＩ値
うどん	80
パスタ	65
そば	59

肉・魚・卵類	ＧＩ値
肉類	45～49
魚介類	40前後
卵	30

野菜・果物など	ＧＩ値
ジャガイモ	90
トウモロコシ	70
サツマイモ	55
バナナ	55
トマト	30
キュウリ	23

乳製品・大豆	ＧＩ値
豆腐	42
チーズ	35
納豆	33
プレーンヨーグルト	25
牛乳	25

調味料類	ＧＩ値
白砂糖	110
黒砂糖	99
はちみつ	88
みりん	15

海藻類	ＧＩ値
ひじき	19
昆布	17
もずく	12

菓子類	ＧＩ値
キャンディ	108
チョコレート	91
アーモンド	30
ピーナッツ	28
クルミ	18

飲み物	ＧＩ値
コーヒー	16
紅茶	10
緑茶	10

『「うつ」は食べ物が原因だった！』(溝口徹　青春出版社) ほか参照

こと。

ナッツやたんぱく質が豊富なチーズは、GI値が低いので血糖値が上がりにくく、セカンドミール効果も期待できて、おすすめです。

ナッツの中でもクルミには、先述したオメガ3系の脂質も含まれている、優秀おつまみです。ナッツを摂るならミックスナッツのような塩分の高いものではなく、無塩のものを選びましょう。

付章

「たんなる老眼」で済ませられない、知っておきたい眼の疾患

老化を進める眼の疾患チェック

現代人には、老眼以外にもさまざまな眼の疾患を抱えている人が増えています。

これらの目の病気や症状は、放っておくと視力の低下を招くだけでなく、脳や体の老化を進め、失明に至る恐れもあります。

ここでは、最近増えている目の症状や、加齢に伴う目の病気を中心に紹介します。

日頃からチェックしておき、気になる症状があったら、すぐに眼科を受診しましょう。

◎眼精疲労

眼精疲労と聞くと、いわゆる「疲れ目」だと思う人がほとんどだと思います。

もちろん、間違いではないのですが、眼精疲労は、単なる疲れ目とは違います。その違いは、症状の重さです。

普通の疲れ目なら、しばらく目を閉じて休ませたり、一晩休んだりすれば改善するものです。

しかし、眼精疲労になると、目の疲れが慢性的に表れ、目を休めても改善しにくくなります。それどころか、症状は目にとどまらず、肩こりや頭痛など、目以外の部位にも広がります。

パソコンやスマホの使いすぎも原因の一つです。また、この後紹介する「ドライアイ」も「眼精疲労」を引き起こしやすくします。

◎ドライアイ

ドライアイとは、単に目が乾燥していることだと思っている人が多いかもしれません。しかしながらドライアイはれっきとした病名です。放っておくと大きなトラブルにつながる病気であり、軽く見てはいけません。

目が疲れるという患者さんの多くに、ドライアイの所見や症状が見られます。パソコンやスマホを使う人が急速に増えたのと比例するように、ドライアイに悩まされる人も急増しています。

本来、目の表面は常に涙で潤っているものです。涙は悲しいときや嬉しいときに流すだけではありません。保湿効果や栄養補給、殺菌などで目を保護しているものなのです。ところが、長時間のパソコンやスマホの使用や、エアコンによる乾燥などで、涙の量が減ったり、涙の質が悪くなったりして、目の表面が乾きやすくなってしまいます。

このように涙の分泌と排出のバランスが崩れると、目の潤いは低下し、角膜に傷がつきやすくなります。すると眼精疲労や目の充血、目のまわりの痙攣《けいれん》、痛みが生じることもあります。

また、刺激に敏感になりやすく、ちょっとしたことで涙が出る流涙症《りゅうるいしょう》を起こすこともあります。ドライアイなのに矛盾したように感じますが、これもれっきとしたドライアイの症状の一つなのです。

失明にいたることはないものの、そのまま放っておくと視力低下にもつながります。

大きな視力低下を実感しないまでも、夕方になると視界がぼやける人はドライアイを疑ったほうがいいかもしれません。実際、ドライアイの症状がある人で、視力が1・5ある人が、日中に長時間パソコン作業をした後、夕方の視力を測定すると0・6しか出なかった、というようなことも珍しくないのです。

また、ドライアイは老化現象の一つでもあります。実際、高齢者の多くが、ドライアイに悩まされています。とくに女性はホルモンバランスの崩れによってドライアイになりやすいといわれています。

眼科でドライアイ用の点眼液を処方してもらうこともできますが、日常生活では、パソコン作業中には意識的にまばたきをする、パソコン画面が目の位置よりも下に来るようにする、目を温めるといったことでも症状は緩和できます。

◎白内障

白内障は、水晶体が白く濁ることで起こります。

水晶体は、カメラでいうとレンズの役目を果たしているところで、本来は透明です。外から入ってくる光を集めて、ピントを合わせる働きをしていますが、ここが白く濁ってしまうと、外からの光が十分に入ってこなくなったり、乱反射を起こしてしまったりします。

そのため、視界がかすむ、ものが二重に見える、光がまぶしい、逆光の場所でものが見えにくい、暗いところで見えにくいなどの症状が出てきます。

視線に直接影響しない周辺部が濁っている場合は、自覚症状はほとんどありませんが、早い人では40代から、80代ではほとんどの人に加齢白内障が見られます。

水晶体が白く濁るのは、水晶体の中のたんぱく質が変性を起こすため。主な原因は加齢ですが、酸化ストレスが原因となっている面もあり、紫外線の関与が高いと考えられます。

ほかにはステロイド薬などの薬剤による副作用、アトピーや糖尿病など基礎疾患に合併するものなどがあります。

白内障は老化現象の一つであるため、完全に防ぐことは難しいものです。

現在の医学では水晶体は一度濁ると、元に戻すことはできません。早い段階で対処することが肝心です。まずは点眼薬など薬物療法でその進行を遅らせますが、今のところ完全に進行を止めることはできないのです。

高齢社会になった今、白内障は珍しい病気ではなくなりました。手術も、ほかの病気がない人なら日帰りですむので、かなり気楽に受けられるようになってきました。とはいえ、手術ですから緊張しない人はいませんし、できれば受けたくないとは思います。

しかしながら、しっかり視力を維持することはとても大切ですので、日常生活に支障が出るほど進行した場合は、早めに手術という選択肢を考えてみてください。

また、白内障の主症状は視力低下ですが、長い年月をかけてゆっくりゆっくり進行するために、もともと1・5あった視力が白内障で0・6にまで低下しても、視力が落ちたことをなかなか実感できません。一晩で視力低下を起こせばどんな人でも眼科に飛び込んでくるでしょうが、それと気づかないのが加齢白内障の特徴です。

いずれにしても、疲れやすい、夕方になると見づらくなってきたなどの不快感や目のかすみや視力が落ちたと感じる人は、早めに眼科を受診しましょう。

◎緑内障

緑内障は、眼圧が高くなり、視神経が圧迫されて、視野が狭くなる病気です。

白内障は水晶体が白く濁ることからそう名づけられたのですが、緑内障は水晶体が緑色に変色するわけではありません。緑内障になると角膜が浮腫を起こすこともあってか、青緑色に反射していたところから命名されたといわれます。

緑内障は放っておくと失明してしまう、とても怖い病気でもあります。日本の中途失明の原因の第1位にもなっていて、40歳以上の日本人の5％が緑内障だという調査結果もあります。しかも、ほとんどの場合、自覚症状がないのです。

では、なぜ眼圧が上がってしまうのでしょうか。

「房水《ぼうすい》」は目の中を循環する液体で、毛様体で産生され、角膜と水晶体の間を流れています。この房水の産生と排出の量のバランスが崩れると、眼圧が上がってしまうのです。

その結果、視神経が障害を受けて、視野が欠けていきます。

その一方で、日本人では眼圧が正常範囲であるにもかかわらず、緑内障になっている患者さんが緑内障患者全体の約7割を占めていることもわかっています。

ですから眼圧が正常値だからといって安心はできません。検査で異常が見つかったときには、すでに多くの視神経が障害を受けているケースも少なくありません。

緑内障の治療は、現時点では眼圧を下げることだけが医学的根拠のある治療とされます。完全に元に戻すことはできず、進行を遅らせたり防止したりすることが目的ですが、正常眼圧の緑内障でも、さらに眼圧を下げることで、進行を遅らせる可能性があるのです。

治療法には、「薬物療法」「レーザー治療」「手術」の三つがあります。

すべて目的は眼圧を下げることになりますが、緑内障のタイプやそれぞれの病状によって治療方針を決定します。

ただ、繰り返しになりますが、一度障害を受けてしまった視神経は、残念ながら元には戻りません。早期に緑内障を発見できれば、失明に至る可能性はグンと低くなります。

緑内障のもう一つやっかいなところは、初期にはほとんど自覚できないことです。目が疲れやすい、老眼がひどいといった、なんとなく目の違和感があるなどの不定愁訴として流されてしまい、眼科受診が遅れ、結果的に緑内障の発見が遅れるということをしばしば経験します。

◎加齢黄斑変性

加齢黄斑変性は、かつては日本では少なかったのですが、高齢化とライフスタイルの欧米化によって、近年急増しており、２００７年の時点で日本における視覚障害の第4位になってしまいました。

原因は、網膜の中心にあり、ものを見るときに重要な働きをする「黄斑」という部位が、加齢とともにダメージを受けて変化することによります。

すると、ものがゆがんで見えたり、中心部がぼやけて見えるなどの症状が出現します。とくに黄斑部の中心にある「中心窩《ちゅうしんか》」で変性が起こると、視力が著しく低下し、放っておけば失明に至ることもあります。

加齢黄斑変性には、「萎縮型」と「滲出《しんしゅつ》型」があります。

「萎縮型」は、黄斑の組織が加齢とともに萎縮することで起こり、時間をかけてゆっくり変性が進んでいくタイプ。残念ながら今のところ有効な治療法はなく、基本的には経過観察になります。

ただ、進行が遅い分、急激な視力の低下は起こりません。

一方の「滲出型」は、網膜の下にある脈絡膜から網膜に向かって、「新生血管」という異常な血管ができてしまうタイプ。この血管はもろくて破れやすいため、出血したり、血液中の成分が漏れて黄斑部にむくみが出てしまい、視野の中心部にある、本来見たいものが見えにくくなるなど、さまざまな視力障害を起こします。

「滲出型」の治療には、「抗ＶＥＧＦ薬での治療」「光線力学療法（ＰＤＴ）」「レーザー治療」の三つがあります。

欧米に比べて日本では、男性に患者が多いことが特徴です。これは、高齢者男性の喫煙率が高いことが影響していると思われます。たばこが加齢黄斑変性のリスクを高めていることは、多くの研究から明らかになっています。

このように、加齢黄斑変性は、「目の生活習慣病」といわれていることもあり、生活習慣が大きくかかわっています。

そのほか、パソコンやスマホの画面から出るブルーライトのリスクも大きいといわれています。いわゆるＰＣ眼鏡やブルーライトカット機能のある眼鏡やサングラスなどで、日頃よりブルーライトから目を守りましょう。

◎糖尿病網膜症

「腎症」「末梢神経障害」と並ぶ、糖尿病の三大合併症の一つが「糖尿病網膜症」です。

糖尿病になると、目の網膜の毛細血管が詰まったり、高血糖による末梢神経障害や代謝障害による目の合併症が起こったりします。

その結果、視力障害が起こり、場合によっては失明することもあります。現在、日本における視覚障害の原因の第2位になっています。

糖尿病網膜症の進行は基本的にはゆるやかで、数年から十数年かけて進行し、その進行具合によって、「単純糖尿病網膜症」「前増殖糖尿病網膜症」「増殖糖尿病網膜症」の三段階に分かれています。

初期段階では血流障害が静かに起きていて、目に酸素や栄養が行き届かなくなっていますが、自覚症状はほとんどありません。

第二段階で血流障害が進行すると、毛細血管が詰まり始めるので、網膜にむくみが起こるようになります。それでもまだ、この段階では自覚症状がないことが多いのです。

最終段階では、血行障害がさらに進み、やがて詰まった血管を使うことをあきらめて網膜に新しい血管（新生血管）が発生します。ところがこの新生血管は、未熟なために、もろくて破れやすく、しかも血液を組織へまともに運んでくれないので、適切な処置がなされなければ増殖していき、最終的に重篤な視力障害を起こしてしまうのです。

この段階では、急激な視力の低下や飛蚊症《ひぶんしょう》（目の前に黒っぽい浮遊物が見える症状）などの自覚症状が表れてきます。

トラブルの状況によっては、「レーザー治療」や「手術」などを施しますが、病気が静かに進行していると、自覚症状のないままに治療にいたらず、失明する可能性もあります。

予防するためには、食事や生活習慣の改善が必須です。

もう一度いいますが、糖尿病網膜症は糖尿病の合併症です。血糖値をコントロールすることと、何よりも糖尿病にかからないことが一番の予防法になります。

主な参考文献

『9割の老眼は自分で治せる』(日比野佐和子　KADOKAWA)
『老眼を自分で治す！　眼球トレーニング』(日比野佐和子監修・林田康隆協力　宝島社)
『日めくり　まいにち、眼トレ』(日比野佐和子　扶桑社)
『忙しくても15kgやせて二度と太らない美習慣』(日比野佐和子　主婦の友社)
『経穴解剖臨床マップ』(王暁明　医歯薬出版)
『5秒キープ！　痛みとりストレッチ』(宗田大　青春出版社)
『ヒトの見ている世界　蝶の見ている世界』(野島智司　青春出版社)
『自律神経を整えるストレッチ』(原田賢　青春出版社)

青春新書
INTELLIGENCE

こころ涌き立つ「知」の冒険

いまを生きる

"青春新書"は昭和三一年に――若い日に常にあなたの心の友として、その糧となり実になる多様な知恵が、生きる指標として勇気と力になり、すぐに役立つ――をモットーに創刊された。

そして昭和三八年、新しい時代の気運の中で、新書"プレイブックス"にその役目のバトンを渡した。「人生を自由自在に活動《プレイ》する」のキャッチコピーのもと――すべてのうっ積を吹きとばし、自由闊達な活動力を培養し、勇気と自信を生み出す最も楽しいシリーズ――となった。

いまや、私たちはバブル経済崩壊後の混沌とした価値観のただ中にいる。その価値観は常に未曾有の変貌を見せ、社会は少子高齢化し、地球規模の環境問題等は解決の兆しを見せない。私たちはあらゆる不安と懐疑に対峙している。

本シリーズ"青春新書インテリジェンス"はまさに、この時代の欲求によってプレイブックスから分化・刊行された。それは即ち、「心の中に自らの青春の輝きを失わない旺盛な知力、活力への欲求」に他ならない。応えるべきキャッチコピーは「こころ涌き立つ"知"の冒険」である。

予測のつかない時代にあって、一人ひとりの足元を照らし出すシリーズでありたいと願う。青春出版社は本年創業五〇周年を迎えた。これはひとえに長年に亘る多くの読者の熱いご支持の賜物である。社員一同深く感謝し、より一層世の中に希望と勇気の明るい光を放つ書籍を出版すべく、鋭意志すものである。

平成一七年　　刊行者　小澤源太郎

著者紹介

日比野佐和子〈ひびの さわこ〉

医療法人再生未来Rサイエンスクリニック広尾院長、大阪大学医学部大学院医学系研究科特任准教授、医学博士。内科医、皮膚科医、眼科医、アンチエイジングドクター(日本抗加齢医学会専門医)。大阪大学医学部大学院医学系研究科博士課程修了。アンチエイジング医療のエキスパートとして各メディアで活躍中。

林田康隆〈はやしだ やすたか〉

日本眼科学会認定眼科専門医、Y'sサイエンスクリニック広尾院長、Rサイエンスクリニック広尾副院長、医療法人和康会林田クリニック理事、医学博士。大阪大学大学院医学系研究科博士課程修了。現在はおもに大阪で難治性白内障等の手術に取り組むかたわら、東京でも診療にあたり、メディアでも活躍中。

40歳《よんじゅっさい》から眼《め》がよくなる習慣《しゅうかん》　青春新書 INTELLIGENCE

2016年11月15日　第1刷

著　者　日比野佐和子《ひびのさわこ》　林田康隆《はやしだやすたか》

発行者　小澤源太郎

責任編集　株式会社プライム涌光

電話　編集部　03(3203)2850

発行所　東京都新宿区若松町12番1号 〒162-0056　株式会社青春出版社

電話　営業部　03(3207)1916　振替番号　00190-7-98602

印刷・中央精版印刷　製本・ナショナル製本

ISBN978-4-413-04500-1